박혜성의
사랑의기술 ②

박혜성의 사랑의 기술 2
굿바이, 섹스리스

초판 1쇄 발행 2018년 7월 31일
2쇄 발행 2020년 4월 10일

지은이 박혜성
발행인 김석종
책임편집 오광수
교열 유성문
디자인 편집회사 투레
본문사진 우철훈
마케팅 김광영 02-3701-1325
인쇄 및 제본 OK P&C
발행처 ㈜경향신문사 출판등록 1961년 11월 20일(등록번호 제2-79호)
주소 서울시 중구 정동길 3(정동 22번지) 대표전화 02-3701-1114

값 16,000원
ISBN 979-11-88940-02-8 03510

이 도서의 국립중앙도서관 출판예정도서목록(CIP)은 서지정보유통지원시스템
홈페이지(http://seoji.nl.go.kr)와 국가자료공동목록시스템(http://www.nl.go.kr/
kolisnet)에서 이용할 수 있습니다. (CIP 제어번호 : CIP2018022255)

박혜성의
사랑의 기술 **2**

굿바이, 섹스리스

경향신문

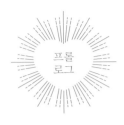

최근 우리 사회를 휩쓴 '미투(me too) 운동'을 성의학자의 입장에서
바라보면서 성담론에도 커다란 변화가 오고 있음을 직감했다. 또 한편으
로는 동시대를 살고 있는 사람들이 성에 대해 쉬쉬하면서 감춰오고 죄악
시하면서 생긴 상처가 드디어 곪아 터지고 있다는 걸 절감했다. 소위 성의
학을 연구하고, 그것으로 업을 삼고 있는 한 사람으로서 이 지경에 이르게
방치한 것에 대한 책임감도 느꼈다. 오랫동안 우리는 유교적 전통으로 인
한 남성중심적인 성적 사고에서 한 치 앞도 벗어나지 못한 채 허위와 가식
의 세월을 살아온 것이다.

세상은 하루가 다르게 변해서 4차 산업혁명이 펼쳐지고, 로봇이 인간
의 일을 대신하는 시대가 와도 가장 진화가 더딘 분야가 성에 관한 개방적

이고 공개적인 논의다. 여전히 유교적인 전통이 우리들의 의식을 가로막고 있으며, 또 한편에서는 산업화 과정에서 뒤틀린 왜곡된 성문화가 우리의 발목을 잡아왔다. 특히 지식인 사회에서 뒤틀린 성문화가 아무런 죄책감도 없이 유통된 것은 지난 수백 년 동안 성에 대한 열린 교육이 부족했던 결과다.

다행인 것은 최근 젊은층들을 중심으로 성에 대해 열린 시각을 갖고 공론의 장으로 끌어내는 데 거리낌이 없어졌다는 점이다. 일간지에 '자위특집'이 실리고, 유튜브에서 성에 대해 솔직히 이야기하는 젊은 진행자들이 인기를 얻고 있다. 인기 개그우먼이 성에 대한 솔직한 토크를 내세운 진행으로 인기 팟캐스트 대열에 오르기도 했다. 그들은 오르가즘이나 발기부전, 자위행위, 질경련 등 평소 입 밖에 내기 어려웠던 문제들을 솔직하면서도 전문적으로 접근하여 공론의 장으로 이끌어내고 있다.

2008년 말 필자가 본격적인 성의학 에세이 <우리가 잘 몰랐던 사랑의 기술>(경향신문사)을 펴낸 이후 10년 동안 수만 권이 팔려나가면서 스테디셀러로 자리 잡았다. 처음 책을 펴낼 때만 해도 조심스러웠는데 너무나 많은 분들이 이 책을 과분하게 사랑해주셔서 고마울 따름이다. 어떤 중년 여성은 이 책을 통해 새로운 세상과 만나서 삶이 질이 달라졌다고 감격의 눈물을 흘리기도 했다. 그러나 한편으로는 독자들로부터 좀 더 구체적이고 전문적인 얘기가 필요하다는 요청을 수도 없이 받았다. 그러나 바쁜 병원 진료 등을 핑계로 차일피일 미루다가 더 늦어서는 안 되겠다는 책임감이 들어서 독자들의 눈높이에 맞춘 새로운 책을 준비했다.

부부 성생활에 대한 만족도가 낮은 이유

2018년 초 글로벌 섹슈얼 헬스케어 기업 텐가(TENGA)가 시장조사기업 펜션벌랜드(PSB)에 의뢰해 진행한 조사에 따르면 한국인의 성생활 만족도가 세계 최하위권인 것으로 나타났다. 전체 18개국 성인남녀 1만8천명을 대상으로 한 성생활 만족도 지표(The Good Sex Index)에서 한국은 40.7점으로 17위였다. 조사국 평균은 62.3점, 꼴찌는 일본(37.9점)이었다. 가장 성생활 만족도가 높은 국가는 85.6점을 받은 인도였으며, 멕시코(82.3%), 브라질(81.2%), 케냐(78.5%) 순이었다.

한국인의 성생활 만족도 중 가장 낮은 부문은 '성관계 빈도'였다. 37%의 응답자만이 만족할 만큼 성관계를 하고 있다고 밝혔다. 또한 '성적으로 파트너를 만족하게 하는 데 자신 있다', '성경험의 질에 만족한다', '다양한 성경험에 만족한다' 등의 성적 태도에 대한 질문에서도 한국인은 세계 평균치보다 20% 포인트 이상 낮았다.

우리나라 사람들이 인식하는 성생활의 중요도는 높은데, 성생활에 대한 만족도는 매우 낮다는 결론이 나왔다. 그것은 무엇을 의미하는가? 성에 대해서 무지하거나 너무 점잖을 떨고 있다는 얘기다. 우리나라의 IT산업은 세계 톱클라스이고, 컴퓨터 인터넷 사용률, 대학 진학률은 1등인데 성문화는 아직도 원시 수준이라는 것을 의미한다.

그 이유가 무엇이고, 이것을 어떻게 바꿀까? 교육으로 문화를 바꾸는 것이 답이다. 앞으로 한국에서는 되도록 많은 성적 정보와 성교육, 성상담이 더 이루어져야 하고, 더 많은 남녀가 성적으로 행복해지는 문화가 만들어져야 한다.

우리는 봄에 입맛이 없을 때 쌉싸름한 봄나물로 입맛을 돋우고, 무더운 여름에는 겨울의 기를 받은 보리밥을 먹어서 음양의 기를 맞춘다. 가을에는 고독감을 채워주는 따뜻한 음식을 먹고, 겨울에 기운이 없거나 너무 추우면 보양식을 먹는다. 어느 지방에 등산을 가거나 놀러 가면 그 지방에서만 먹을 수 있는 독특한 음식을 먹거나, TV에 나온 맛집을 찾아가거나 지인에게 전화를 해서 숨어 있는 음식점을 골목골목 찾아간다. 한 끼라도 기분 좋게, 행복하게 먹기 위해서다.

식욕에 대한 사람들의 욕구를 충족시켜주기 위해 TV는 아침부터 저녁까지 먹는 얘기와 맛집 소개가 넘쳐난다. 소위 '먹방'의 탐욕은 국내는 물론 전 세계의 맛집을 소개하고, 외국에서 공부하고 돌아온 젊은 셰프들을 스타로 만들면서 요리 대결을 펼치기도 한다. 이렇게 우리는 살기 위해 먹고, 또한 먹기 위해 산다.

섹스는 인간의 2대 욕망으로 꼽히면서 식욕 다음으로 중요하지만 어느 누구도 공개적으로 얘기하기를 꺼린다. 외국에서는 심야시간이 되면 TV 섹스 토크 프로그램에서 고민 상담을 해주는가 하면, 이 프로그램을 진행하는 성의학 전문가가 큰 인기를 누리기도 한다.

우리는 성욕을 식욕만큼 중요하게 여기지 않는다. 특히 자기 파트너가 성욕이 없거나 섹스를 기피해도 같은 장소에서 같은 체위로 변화 없는 섹스를 하면서, 그 파트너가 평생 사랑이 변함없기를 바란다. 식탁으로 얘기하자면 매일 된장찌개와 흰 쌀밥을 올리는 격이다. 1년 365일을 똑같은 식탁을 차린다면 자식이든 남편이든 그 밥이 맛있다고 대답할까? 그래서 모든 엄마들은 매 끼니마다 반찬을 걱정한다. 오늘은 뭘 해먹지, 내일은 뭘 해먹지?

그런데 섹스는? 매일 같은 파트너와 같은 장소에서 같은 체위로 섹스를 한다. 그나마도 "가족끼리 그런 짓을 할 수 있냐"면서 섹스리스로 살아가는 부부도 수도 없이 많다. 한 끼 맛있는 식사를 위해 노력하면서도 하루저녁의 맛있는 섹스를 위해서는 전혀 노력하지 않는다. 이 때문에 부부 사이에 권태기가 오고, 쉽게 다른 것의 유혹에 빠지게 되는 것이다. 새로운 여자나 남자, 새로운 취미, 새로운 일에 자기의 파트너를 뺏기게 된다.

남녀사이가 좋으려면 섹스가 맛있어야 한다. 불감증을 해결하는 법, 섹스리스를 해결하는 법, 외도를 막는 법은 '맛있는 섹스'가 지름길이다. 그것이 일부일처제를 살아가야 하는 우리가 해결해야 할 일이다. 나의 권력을 유지하거나, 사회적으로 나의 신분을 유지하기 위해 도덕적으로 살아가려면 자신의 파트너를 맛있게 만들어서 다른 것에 눈을 돌리지 않아야 한다.

우리들의 행복한 성, 성의학자가 앞장서야 한다

요리연구가나 주부는 같은 재료로 반찬을 만들어도 맛있게 먹는 법을 연구한다면, 성의학자는 같은 파트너와 평생 섹스를 해도 맛있게 섹스하는 법을 연구해야 한다. 이 책은 그러한 연구의 결과물이다. 요리법을 배우듯이 섹스법을 배워보자. 골프를 배우기 위해 수백만 원을 투자하고, 테니스나 수영을 배우기 위해 기초부터 차근차근 공부하면서도 대개의 사람들은 성에 대한 잘못된 기초상식을 갖고 있으면서도 전혀 공부하지 않는다. 어떤 사람들은 알려고 노력하는 것조차 죄악시한다.

또 영어나 수학을 잘하는 자녀들을 만들기 위해 천문학적인 돈과 시간을 투자하면서도, 그들이 평생 살면서 필요한 성에 대한 지식을 전해주는 부모들은 거의 없다. '야동'을 통해서, 또 친구들끼리 주고받는 잘못된 성지식으로 무장한 우리들의 자녀들은 평생 뒤틀린 성의식을 가지고 살아갈 가능성이 높다.

우리는 섹스에 대해서 여러 가지가 궁금할 수 있다. 마음에 드는 섹스 파트너를 유혹하기 위해 어떤 전술을 사용하는 것이 좋을까? 섹스에 육체적인 것과 정신적인 것의 비중이 어느 정도로 중요할까? 혹은 어떤 식으로 배합해야 좋은 섹스가 될까? 왜 여자는 연애소설에 열광하는데 남자는 포르노에 열광할까? 오르가슴을 느끼기 위해서 어떤 노력을 해야 할까? 조루는 정말로 치료가 어려울까? 우리 부부에게 섹스리스는 언제부터 생겼으며, 이를 극복할 방법은 없을까? 맛있는 섹스를 할 수 있는 방법은 무엇인가? 섹스가 그렇게 중요하다고 하는데 왜 나는 그렇게 생각되지 않을까? 무엇이 잘못 되었을까?

만약에 누군가와 성적 만남을 했다면 그것은 즐거움이고, 행복이고, 감정적인 유대감이며 초월적인 사랑이다. 우리는 아무와 사랑을 하지 않으며, 아무와 섹스를 하지 않는다. 만약에 누군가와 섹스를 한다면 억만겁의 인연이며, 행복이며, 사랑의 완성이다. 그러나 어떤 세대든 그 섹스가 완벽할 수 없다. 영화나 소설에서는 쉽지만 현실적으로 이런 사랑을 한다는 것은 결코 쉽지 않다. 한창 성욕이 왕성한 젊은 시절에는 일에 치여서 섹스를 외면하게 되고, 어느 정도 사회적인 안정이 찾아오면 건강을 잃어서 섹스를 멀리하게 된다.

<사랑의 기술 2>는 섹스를 모르는 불행한 삶을 살지 않도록 하는 지침서다. 무엇이든 잘하기 위해서는 '1만 시간의 법칙'이 필요하다. 발레를 잘하는 것도, 피아노를 잘 치는 것도, 스케이트를 잘 타는 것도, 공부를 잘하는 것도 '1만 시간'이 필요하다. 즉 기본원리를 알고, 배우고, 익히고, 연습하고, 또 연습해야 잘할 수 있다. 섹스에도 같은 법칙이 적용된다. 섹스는 본능이니 배우지 않고 잘할 수 있다고 얘기하지 말자. 열심히 배우고 익힌 사람만이 잘할 수 있다. 스승이 있어야 하고, 연습을 해야 하고, 시행착오를 거쳐야 하고, 갈고 닦아야 잘할 수 있다.

말을 잘하는 것도 여러 번 해봐야 하듯이 섹스를 잘하는 것도 당연히 여러 번 해봐야 한다. 그리고 원리를 깨우치고, 간접경험도 해봐야 하고, 책을 통해서 배우고, 강의를 통해서 배우고, 또한 직접적인 경험에 의해서 배워야 한다. 이 책은 그 중에서 글을 통해서 배우는 방법을 제시하고자 한다. 성기능을 향상시켜서 행복한 성생활을 하고 싶은데 어떻게 해야 할지 모르는 사람들을 위한 책이다. 여러 가지 자료와 책, 상담, 경험 등을 녹여서 이 글을 쓰게 되었다.

나 역시 20여 년간 산부인과 의사로 일하면서도 초기에는 그저 여성들의 병을 치료하고 임신과 출산을 돕는 평범한 의사였다. 그리고 나는 굉장히 보수적인 사람이었다. 어렸을 때 나의 부모님은 나를 너무나 사랑했지만 한 번도 사랑한다고 얘기해주지 않았고, 나를 사랑한다고 한 번도 안아준 적이 없었다. 그냥 동네사람이나 친척들에게 나를 자랑했을 뿐이다. 나의 부모님에게는 내가 매우 자랑스러운 딸이었다. 하지만 나의 부모님은 스킨십을 단 한 번도 해주지 않으셨다. 나는 다른 부모들이나 형제간에, 또는 이성간에 스킨십을 하는 줄도 모르고 살았었다.

나는 대학교를 졸업할 때까지 플라토닉 러브 외에는 생각해 본 적이 없었다. 에로스적인 사랑은 동물이나, 생각이 없는 동물적인 사람이나 한다고 생각을 했었다. 남편을 만나기 전까지는 말이다. 나의 남편은 나의 첫 번째 남자였고, 그리고 그와 잤기 때문에 결혼을 했다. 난 많은 책과 많은 영화를 봤지만 로맨스는 책과 영화에만 있다고 생각을 했었다. 대학교를 다니고, 졸업하고, 남편을 만나기 전까지 단 한 번도 남자 손을 잡아본 적이 없었다. 누군가와 손을 잡고 키스를 하면 그와 결혼을 해야 된다고 생각을 했었다. 그것이 나의 남녀관이고 결혼관이었다.

내가 학교를 다닐 적에는 순결은 생명이었고, 결혼 후에 배우자에게 주어야 하는 것이었다. 만약에 내가 남녀 간의 스킨십에 조금 일찍 익숙해졌더라면 한 번 잤다는 이유로 결혼을 선택했을까? 미국에서도 결혼을 선택하게 된 계기 중에 임신이 가장 큰 부분이 되고 있는 것처럼, 문명이 발달해도 정신적인 사랑보다 육체적인 사랑이 앞서는 것 같다. 그래서 내 주위에는 공공연히 결혼을 목적으로 첫날밤을 치르기 위해 공(?)을 들이는 사람도 꽤 있는 것 같다.

결혼을 하고, 아이를 두 명 낳고, 산부인과 환자들을 보면서 나는 세상을 배운 것 같다. 우연히 '성학(Sexology)'이라는 학문을 접하면서 산부인과 전문의 자격증을 가지고 내가 매일 보는 환자들에게 도움이 될 만한 일이 있을 것 같아서 공부를 시작한 지 벌써 20년이 되었다. 그동안 그 분야에 선택과 집중을 하면서 나와 비슷한 생각을 갖고 있는 사람, 섹스를 잘하는 사람, 다른 것은 다 잘하는데 강한 성격 때문에 배우자에게 대접을 못 받는 사람 등 너무나 많은 사람들을 접하게 되었다. 그리고 사람들은 비슷한데 표현하는 방식에 따라 오해도 받고, 가정도 깨지고, 대우받고 살고, 팔자를 고치는 경우를 보게 되었다.

인간의 감정은 거의 비슷하다고 본다. 재벌이나 가난한 사람들의 삼시세끼가 엄청 다를 것도 없다. 기쁘고, 슬프고, 사랑하고, 즐겁고, 때로는 힘들고 고통스럽기는 매한가지다. 하지만 그것을 표현하는 방식에 따라 삶이 재미있을 수도 있고, 지루할 수도 있고, 우울할 수도 있고, 다른 사람들에게 피해를 주기도 한다. 그래서 우리는 자신을 표현하는 방법을 배워야 한다.

단 한 사람의 연인을 위해 우리는 사랑하는 방법을 배워야 한다. 손을 잡는 방법, 껴안는 방법, 키스하는 방법, 섹스하는 방법 등등. 그 방식을 통해서 나의 사랑이 나의 사랑하는 사람에게 전달되도록 해야 한다. 그래야 내가 위로받고, 나의 사랑하는 연인이 위로를 받고, 마음이 편안해져서 일을 잘할 수 있고, 세상을 사랑할 수 있다.

'화성 남자와 금성 여자'라는 말에서 보듯이 남녀는 물과 기름의 관계다. 하늘과 땅처럼 그 속성이 정반대의 종족이다. 이 두 이질성을 가진 성을 한데 합해서 조화를 이루게 하는 것이 섹스다. 완벽한 섹스를 위해서는 남녀의 언어, 남녀의 생리, 남녀의 심리, 남녀의 뇌, 남녀의 대화, 남녀의 호르몬을 알아야 한다. 그것을 모르고는 절대로 남녀를 알 수 없으며, 정복할 수도 없다.

결국 '사랑의 기술'은 나를 알고 너를 알아서 서로에게 없는 것을 기분 좋게, 맛있게 얻어내는 기술이다. 우리는 절대로 혼자서 등을 밀 수가 없다. 누군가의 도움이 있어야 오르가슴을 얻을 수 있고, 누군가의 사랑이 있어야 행복할 수 있다. 그러기 위해서 어떻게 할 것인가를 배우는 것이 '사랑의 기술'이다.

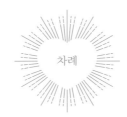

차례

더 맛있는 섹스

섹스와 건강

부록

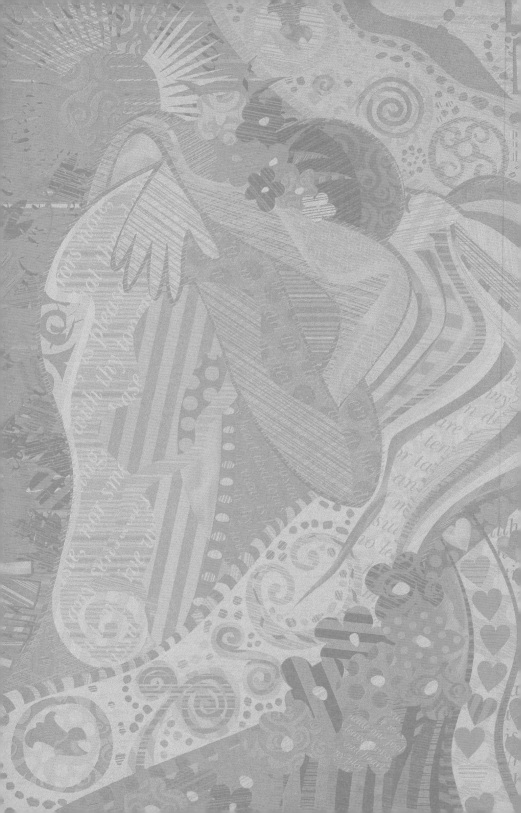

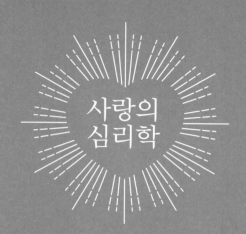

사랑의
심리학

사랑의
심리학

인기 없는 남자, 인기 없는 여자

남녀가 서로 끌리는 데는 수많은 이유가 있다. 또 싫어하는 이유도 다양하다. 그동안 많은 상담을 통해 어떤 남자가 여자에게 인기가 높은지, 또 어떤 여자가 남자에게 인기가 높은지 나름대로 분류해봤다. 물론 그 기준이 늘 절대적인 것은 아니다. 사람마다 각자 다른 기준이 있기 때문에 그냥 참고하시기 바란다.

이런 남자는 여자에게 인기가 없다

◈ **여자를 전혀 배려하지 않고 이기적인 남자** _ 자기만 편하면 되고, 자기만 배부르면 되고, 자기만 푹 자면 되고, 자기만 만족하면 되는 사람은 같이 살다 보면 너무나 피곤하다. 받기만 하면서 베풀 줄 모르는 사람은 평생 받기

만 하려고 한다. 섹스도 자기 건강에 좋다면 하겠지만, 여자 건강에 좋다고 하면 안 할 사람이다. 자기가 피곤하면 여자에게 여성상위로 하라고 하고, 오럴섹스도 여자에게 받으려고만 하고, 만날 때도 여자에게 오라고 한다. 이런 남자에게 뭘 바라겠는가? 오는 정이 있어야 가는 정이 있다. 인간관계는 'give and take'다. 하물며 남녀사이는 더더욱 그렇다. 여자가 계속 줘야 하는 관계는 오래 가기 힘들다. 왜냐하면 지치기 때문이다.

◈ **여자의 말을 이해하지 못하거나 들으려 하지 않는 남자** _ 여자가 무슨 말을 하는지 이해를 하지 못하거나, 아예 말을 무시하는 남자. 남자는 때로 여자를 이해하기가 참 힘들다. 여자가 너무 수다스럽거나 필요 없는 이야기를 하는 것도 도대체 이해가 안 된다. 왜 그렇게 많은 이야기가 필요한지 남자들은 모른다. 그런데 이해할 수 없지만 여자는 적어도 하루에 20,000단어 정도는 얘길 해야 두 다리를 쭉 뻗고 편하게 잠을 잘 수가 있다. 만약에 할 말을 다 못했으면 그로 인한 욕구불만이 매우 높아진다. 그래서 남자들은 그런 여자의 속성을 알고 이해하려 들지 말고 그냥 들어주면 된다. 그것만으로도 여자에게 많은 점수를 딸 수 있다.

◈ **청결하지 않은 남자** _ 키스할 때 입냄새 나는 남자(특히 담배 피우는 남자는 규칙적으로 스케일링을 해야 하고, 술 마시고 들어와서는 반드시 이를 닦고 혀와 입천장도 닦고 방에 들어와야 한다), 섹스할 때 씻지 않는 남자(샤워할 때도 몸의 구석구석 씻고 특히 몸의 접힌 부분이나 털이 난 부위는 약한 비누로 잘 씻는다), 옷에서 퀴퀴한 냄새가 나는 남자(옷을 세탁한

후에 섬유유연제를 넣으면 옷에서 향기가 난다)는 후각이 발달한 여자에게 구박을 받거나 아예 섹스를 하려고 들지 않게 된다. 향수는 왜 만들었겠는가? 몸에서 좋은 향기가 나라고 만들지 않았을까? 머리에 두 번, 양쪽 겨드랑이에 한 번씩, 양쪽 손목에 한 번씩 뿌리면 하루 종일 몸에서 향긋한 냄새가 나고 섹스할 때도 여자의 성욕을 자극한다.

◈ **여자에게 늘 잔소리를 하거나 꾸중을 하는 남자** _ 마치 학생이나 여동생 나무라듯이 하는 남자는 연인을 만들 수가 없다. 여자 잔소리하는 것도 참을 수 없지만 남자 잔소리는 더욱 참기 어렵다. 만약에 내가 하는 행동을 잘 모르겠다면 집에서 캠코더로 녹화를 해보라.

◈ **폭언, 폭행을 하는 남자** _ 사람이 살다보면 화가 날 일이 왜 없겠는가? 하지만 화가 난다고 모두 폭언이나 폭행을 하는 것은 아니다. 특히 습관적으로 그런 남자들은 무서워서 같이 살 수가 없다. 화를 내고 하는 섹스는 마치 강간을 당한 느낌을 줄 것이다. 아무리 '부부싸움 칼로 물 베기'라고 하지만 때리고 나서 하는 섹스를 누가 좋아하겠는가? 그것으로 화해가 되었다고 생각하면 안 된다. 절대로 폭언이나 폭행은 안 된다.

◈ **경제적으로 무능한 남자** _ 어떤 식으로든 남자는 남자구실을 해야 하는데, 그 중에 가장 중요한 남자구실은 집안식구를 먹여 살리는 일이다. 남자가 아무리 착하고 섹스를 잘한다고 해도, 경제적으로 무능한 남자와 계속 사는 것은 여자에겐 너무나 버거운 일이다. 경제관념이 없는 사람은 수치심

도 자존심도 없어진다. 이런 남자를 만나면 평생 고생이다. 사랑도 하루 이틀이지 계속 뒷바라지를 해야 하는 남자는 여자를 지치게 한다.

◈ **가부장적인 생각을 갖는 권위적인 남자** _ '여자가 감히 그런 행동을 해?'라는 생각을 갖거나, 여자는 조신해야 하고, 여자는 집에 일찍 들어와야 하고, 여자는 남자에게 말대답을 하면 안 되고, '남자는 하늘, 여자는 땅'이라고 생각하는 남자는 조선시대에 가서 살아야 한다. 이렇게 잘난 사람은 혼자서 코 풀어라.

여자를 무시하고 남성우월주의에 빠진 남성은 여자가 필요 없다. 여자는 마치 하녀처럼 섹스를 위해서나 밥을 하기 위해서 태어난 것처럼 생각하는 남성들이 있다. 이런 남성은 섹스도 불평등하게 한다. 남성상위만을 고집하고, 키스나 오럴섹스는 절대로 하지 않고, 자기가 필요할 때 올라가서 찍 싸고 나온다. 당연히 배설을 위한 섹스만을 한다. 이런 남성우월적인 남자가 행복할 것 같지만 그렇지 않다. 여성과 교감하고 여성이 오르가슴을 느끼는 섹스가 진정한 섹스이다. 혼자서 하는 섹스는 너무나 허전하고 외로운 섹스이다.

◈ **믿음이 없는 남자** _ 여자의 행동과 상관없이 믿음이 없는 남자는 여자가 한 말을 그대로 받아들이지 않고 항상 의심부터 한다. 이런 사람에게는 뱃속을 칼로 째서 보여주어도 그때는 믿지만 다시 배를 닫는 순간부터 의심이 시작된다. 의심이 많은 것은 타고난 천성이기 때문에 고치기 어렵다. 그냥 참고 살든지 포기하고 살든지, 아니면….

◈ **거짓말을 잘하는 남자** _ 거짓말이 습관인 사람은 괜히 쓸데없는 일까지 거짓말을 해서 여자 속을 뒤집는다. 그런 사람과는 계획을 잡을 수도 없고, 미래를 설계할 수도 없다. 항상 말에 신의가 없기 때문에 이 말이 진심인지 거짓인지 구별하기 어렵고, 진실이라고 하더라도 약속을 잘 지키지 않고, 잘 지키지 않더라도 죄책감이나 미안한 마음이 없다. 거짓말은 잘 고쳐지지 않는다.

◈ **바람기가 많은 남자** _ 바람기도 일종의 습관이다. 한번 바람을 피운 남자는 평생 바람을 피울지 모른다. 언제 떠날지, 언제 다른 여자에게 사랑한다는 말을 할지 모르는 남자를 어떻게 믿고 살 수 있겠는가? 마치 미식가가 새롭고 맛있는 음식을 찾아다니는 것처럼 바람둥이는 계속 새로운 사람을 만난다. 그리고 빨리 싫증을 낸다. 그 사람의 가치와는 상관없이 쉽게 사람이 좋아지고, 쉽게 사람이 싫어지는 것이다. 새로움만이 그를 자극하고 행복하게 만든다. 그런 사람을 만나면 평생 가슴앓이를 하면서 살아야 한다.

◈ **너무 일을 많이 하는 남자** _ 자기 야망이 커서 여자랑 놀 시간이 없다. 평일에도 주말에도 일과 같이 산다. 이런 사람들은 여자랑 살지 말고 일과 살든지 돈 세면서 살아야 한다. 아마도 늙어서 주위에 아무도 없을 것이다. 허망한 권력과 쓸데없이 많은 돈과 발기 안 되는 페니스만 남고, 사랑하는 사람은 모두 재미있게 다른 일을 하면서 지낼 것이다.

◈ **유머감각이 없는 남자** _ 사는 게 너무 심각하기만 한 남자는 인생이 재미가 없다. 옛날에는 과묵한 남자가 인기가 있었지만 지금은 재미있는 남자가 인기가 있다. 사는 것에 변화나 재미는 사는 낙을 제공한다. 불행한 얘기보다는 재미있는 얘기를 하자. 그래도 세상은 꽤 재미있지 않은가?

◈ **노력하지 않거나 게으르거나 체력이 약한 남자** _ 전혀 노력 없이 덤덤하게 사는 남자는 잡은 물고기에게는 더 이상 미끼를 안 주겠다는 각오로 살기 때문에 평생 가족처럼 살게 된다. 사랑이든 사업이든 공부든 모든 것은 부지런해야 한다. 게으른 남성은 몸을 일단 움직이기 싫어한다. 운동을 하지 않기 때문에 체력도 많이 부족하다. 당연히 지구력, 폐활량도 부족하고, 섹스를 할 때도 오래 하지 못한다. 단순히 피스톤운동을 몇 번 하다가 사정을 하게 되고, 당연히 여성은 오르가슴을 느낄 수가 없게 된다. 적어도 여성이 오르가슴을 느끼려면 5분에서 30분 정도의 피스톤운동을 할 수 있는 체력을 남성이 가져야 한다. 그러기 위해서는 남성은 유산소운동과 무산소운동을 열심히 해야 한다. 적어도 일주일에 2~3번 정도의 심도 깊은 운동을 해야 한다. 돈도 안 들고 하체도 튼튼해지는 등산이 가장 추천하고 싶은 운동이다.

노력하지 않는 남자는 늙어서 버림받기 쉽다. 이런 남자들은 젊어서 술, 담배, 여자에 쩔어서 사는 남자들이 많다. 40대쯤 되면 서서히 발기가 안 되기 시작한다. 그러다가 몇 년이 지나면 아예 발기가 안 된다. 이런 남성들이 주위에 상당히 많다. 이때쯤 되어서 부인에게 잘하기 시작한다. 하지만 부인은 그때쯤 성욕이 생기거나 섹스의 맛을 알게 된다. 이럴 때 어

떻게 해야 하나? 건강도 섹스도 건강할 때 지켜야 한다. 일단 안 되기 시작
하면 정말로 위험신호이다. 당장 술, 담배를 끊고 산을 타기 시작해야 한
다. 고혈압, 당뇨, 협심증, 뇌졸중, 비만이 오기 시작하면 발기는 영영 안 될
가능성이 커진다. 왜냐하면 페니스는 작은 심장이기 때문이다. 혈액순환
에 지장이 있는 질환에 걸리면 페니스가 제일 먼저 영향을 받게 된다. 페
니스에 작은 고장이 생기기 시작하면 정말로 긴장을 할 때이다. 바로 운동
을 시작하고 자기 몸에 집중을 해야 한다. 그렇지 않으면 건강도 잃고 사
랑하는 여자도 잃을 수 있다.

◎ **친구를 너무 좋아하는 남자** _ 가족보다 친구를 더 좋아하기 때문에 가족이
낄 여유가 없다. 친구한테 주는 시간을 가족을 위해서 절반 정도는 양보해
야 한다. 퇴근 후에나 주말에 가족과 보내는 시간보다 친구와 보내는 시간
이 많은 사람은 친구를 좋아하는 사람이다. 하지만 친구가 너무 없는 남자
도 주의해야 한다. 참고로 연쇄살인범 중에는 동성의 친구가 하나도 없는
사람이 많았다고 한다.

◎ **중독에 빠지기 쉬운 남자** _ 알코올, 도박, 마약, 여자, 골프, 게임, 채팅 등 중
독되기 쉬운 성격의 남자는 평생 집에서 보내는 시간보다 무엇엔가 빠져
살고 싶어 한다. 게임이 프로게이머 수준이거나, 화가 나거나 스트레스가
쌓인다고 술로 시간을 보내거나, 어떤 한 가지에 너무나 많은 시간을 보내
거나 돈을 쓰게 되면 그것은 중독이다. 열정과 중독은 다르다.

◈ **여자에게 수치심을 느끼게 하는 남자** _ 사랑을 더럽거나 부끄럽게 생각하는 남자는 여자에게 수치심이 들게 한다. 예를 들면 오럴섹스를 더럽게 생각하거나, 사랑을 나눌 때도 지나치게 점잖거나, 여자의 애액을 싫어하는 남자가 있다. 사랑은 자연스럽고 아름답게 느껴져서 섹스를 한 후에도 마음에 충만감이 들어야 하는데 사랑을 배설로 생각하는 남성은 성교 후에 매우 불편하고 불쾌하다. 이런 뒷마무리로는 여성을 혐오감에 빠지게 한다. 다시는 그런 섹스를 하고 싶어 하지 않는다. 여성을 아름답다고 생각하게 만들지 않고 더럽게 만든다.

◈ **섹스테크닉이 없는 남자** _ 여자의 성감대가 어디인지, 어떻게 해야 오르가슴을 느끼는지, 언제 여자가 오르가슴을 느꼈는지 모르는 남자는 절대로 여자를 행복하게 해줄 수 없다. 일단 섹스는 거의 대부분 남자가 주도를 하게 된다. 그러려면 섹스에 대한 지식이 있어야 하고, 테크닉이 있어야 한다. 모든 스포츠나 악기도 하루아침에 되지 않는다. 공부하고 노력하고 연습해야 한다. 여자가 아무리 오르가슴에 잘 도달한다고 해도 여자의 성감대를 자극해야 오르가슴까지 갈 수가 있다. 혼자서 오르가슴을 느낄 수 있는 여자가 어디 있겠는가? 남자가 성에 대한 지식과 노력과 테크닉이 되어야 여자를 잡을 수 있다.

◈ **성욕이 없는 남자** _ 성욕이 없어서 섹스를 하자고 먼저 말하지 않는 남자는 여자를 외롭고 힘들게 한다.

◈ **발기력이 약한 남자** _ 발기력이 약해서 삽입이 안 되는 경우가 있거나, 삽입은 되지만 단단하지 않은 경우는 여자를 덥혀 놓고 여자를 미치게 만들 뿐이다. 여자가 질을 아무리 잘 쪼여도 남자의 페니스가 그때까지 발기가 되어 있어야 한다.

◈ **여자가 오르가슴에 오르기 전에 사정하는 남자** _ 여자가 오르가슴에 오르기 전에 사정을 해버리면 여자에게 섹스는 노동밖에 안 된다. 사정을 조절하는 능력을 여자가 도와줄 방법은 없다. 남자가 노력을 해야 한다. 평생 사랑받는 남자가 되기 위해 노력을 해보자.

이런 여자는 남자에게 인기가 없다

◈ **잔소리가 많은 여자** _ 하루 종일 입을 열고 다니면서 온갖 잔소리를 해대는 여자는 남자들이 정말로 싫어한다.

◈ **남자를 닭 잡듯이 꽉 붙잡고 자기 옆에만 붙들어 매어놓으려는 여자** _ 연애 초창기에는 그것이 애정의 표현으로 느껴질 수도 있다. 하지만 그것은 소유욕의 일종이다. 모든 시간을 남편과 같이 보내려 하고, 아무도 못 만나게 하고, 아무하고도 시간을 같이 못 보내게 한다.

◈ **한 말 또 하고, 한 말 또 하는 여자** _ 부부싸움을 할 때마다 옛날이야기를 되돌이표 하는 여자, 이미 반성하고 끝난 일인데도 자꾸 그때 일을 되새기는

여자는 남자를 미치게 한다. 특히 10년도 넘은 얘기를 어제 일처럼 말하는 여자는 도망치고 싶어진다.

◈ **늘 아픈 여자** _ 체력이 안 된다면서 늘 아프다고 하는 여자는 집안을 어둡게 만들고 가정을 병들게 한다. 밥도 잘 안 먹고, 그래서 다른 사람에게 밥도 잘 안 해주면서 죽만 먹으라고 하거나 외식만 하려고 하는 여자는 도대체 절약을 할 수 없거나 힘을 못 쓰게 한다.

◈ **고집이 센 여자** _ 절대로 타협도 없고 고집이 센 여자는 뭐든지 자기 마음대로 하려고 한다. 남자가 잘못했다고 한두 번 빌었는데도 절대로 용서할 수 없다고 고집을 피우면, 그 후에는 남자는 빌지 않는다. 몇 번 빌면 못 이기는 척하고 넘어가 줄줄도 알아야 한다.

◈ **이기적인 여자** _ 남자가 원하는 임신이 아닌데도 자기가 사랑한다면서 끝까지 애를 낳고 결국 결혼을 한다. 처음에는 사랑이라고 생각했지만 살다 보면 그것은 여자의 이기심에 따른 결정이다. 남자가 원하든 원하지 않든 자기가 사랑하기 때문에 애를 낳고, 남자의 사랑보다는 자기의 사랑이 중요하다고 생각하는 여자는 결국 평생 자기 마음대로 남자를 조정하면서 살려고 한다. 서로의 합의하에 사랑도 하고 애도 낳아야 한다. 임신이 되었기 때문에 서로 사랑한다고 판단하는 것은 잘못된 판단이다.

◈ **의부증이 있는 여자** _ 사랑이라고 생각하면서 남자에게 전화를 하고 체크

를 하지만, 그것이 너무 심할 경우 의부증이 된다. 특히 남편에게 오는 모든 전화를 체크하고 일일이 전화해보고 확인해보는 것은 거의 병적인 수준이다. 남자가 들어오면 코를 쿵쿵거리거나 루즈가 묻어있는지 매일 검사를 하거나 남편의 알리바이를 친구들에게 전화해서 확인해보는 것은 병이다. 의부증이 있는 경우는 본인은 별로 괴롭지 않다. 상대방만 괴로울 뿐이다. 자기는 절대로 자살하지 않는다. 상대방을 차라리 자살로 몰고 간다. 의부증을 사랑이라고 생각하는 것은 잘못이다. 의처증이나 의부증은 치료가 잘 안 되는 상당히 무서운 정신병이다.

◈ **우울증이 있는 여자** _ 잠도 잘 못 자고 우울증 때문에 약을 복용하는 여자는 정신적으로 건강하지 않은 여자이다. 본인뿐만 아니라 가족들에게도 그런 분위기는 전달된다. 세상에 할 일이 많은데 작고 쓸데없는 데 신경을 쓰다보면 우울증에 시달리게 된다. 치열하게 살다보면 우울할 시간도 없다. 우울증이 있는 사람은 심하면 본인이 자살한다. 우울증 치료는 미친 듯이 열심히 일을 하고, 남에게 사랑을 바라지 말고 무조건적인 사랑을 하거나, 많은 봉사를 하는 것이다. 세상에 도움이 되는 일을 찾고, 세상에 도움이 되는 일을 한다. 이타적인 삶을 살다보면 저절로 치유가 될 수 있다.

◈ **게으른 여자** _ 아이들을 잘 키우려면 엄마가 부지런해야 한다. 아침밥도 챙겨 먹여야 하고, 새벽에 일어나서 아이들과 가족을 위해 준비를 해야 하는데 아이들보다 늦게 일어나면 절대로 아이들이 학교에 가서 공부를 잘할 수도 없고, 남편이 직장에 가서 일을 잘 할 수도 없다. 또한 게으른 여자

는 자기를 가꾸는 데도 게으르고, 자기개발을 하는 데도 게으르다. 당연히 삶이 단조롭고, 주위의 사람에게 도움도 안 되고 자극도 받지 않는다. 되도록 하루 종일 몸을 움직여서 무슨 일인가를 하자.

◈ **자신을 안 가꾸는 여자** _ 자기를 너무 안 가꾸면 남자가 여자를 부끄러워한다. 몸매든 피부든 나이가 들어도 잘 가꿔야 한다. 태어날 때부터 타고난 것은 어쩔 수 없더라도 노력을 하면서 사는 여자는 아름답다. 남편은 점점 발전하고 훌륭해지는데 부인은 제자리걸음만 하거나 퇴보하면 남편과 격이 안 맞게 된다. 특히 남편의 옛날이야기만 계속 꺼내면서 물귀신작전을 펴는 것은 둘 사이에 도움이 하나도 안 된다. 누가 봐도 매력적이게 자신을 가꾸자.

◈ **남자를 고치려는 여자** _ 그를 있는 그대로 인정하지 않고 고치려 하는 여자는 남자가 참지 못한다. 자기방식대로 고쳐서 살고 싶은데, 그것을 어떤 남자가 좋아하겠는가? 고치려고 하면 할수록 고쳐지는 게 아니라 남자가 도망간다.

◈ **너무 솔직한 여자** _ 마음이든 몸이든 너무 드러내면 신비감이 없어진다. 솔직한 것이 사회생활을 하는 데는 중요하지만, 남녀사이에는 약간의 신비가 있어야 하고, 알 수 없는 부분이 있어야 서로 긴장하고 살게 된다. 옷을 벗고 섹스를 하는 사이여도 소변을 볼 때는 문을 닫고, 이를 닦고 가래침을 뱉을 때는 조용히 한다. 그런 모습을 남자들이 싫어한다는 것을 명심

해야 한다. 같이 공유할 것과 혼자서 해야 할 일을 구분하고, 약간의 베일에 싸임이 신비감을 계속 유지하고 상대를 긴장시키는 방법이다.

◈ **남자를 가르치려고 하는 여자** _ 모든 것을 가르치려고 하는 여자는 남편을 어린아이 취급한다. 절대로 남자는 배우려고 하지 않고 기분만 나빠진다. 만약에 남자에게 무슨 말을 하고 싶다면 직접화법을 사용하지 말고 간접화법을 사용하면 가르치는 느낌이 덜 든다.

◈ **공주 같은 여자** _ 절대로 혼자서는 아무것도 안 하는 여자는 남자에게 무거운 것을 들게 하고, 쇼핑도 혼자 가는 법이 없어서 남자가 무조건 따라가야 하고, 때가 되면 휴가를 가야하고, 콩나물도 백화점 지하 식품매장에서 사야 한다. 애들 교육은 명품으로 시켜야 하고, 물건 하나를 사도 명품만 산다. 시댁 행사 때 10만 원 보내는 것은 아까워하면서 화장품 10만 원짜리 사는 데는 돈을 아끼지 않는다. 나이가 들면서 우리는 모두 대접을 받고 싶어 하고 편한 사람이 좋다. 꼭 여자만 그런 게 아니라는 것을 알아야 한다.

◈ **성욕이 너무 약하거나, 너무 센 여자** _ 남자와 성욕이 너무 다를 경우 남자는 부담스럽다. 너무 약한 여자에게는 항상 구걸하듯이 아부 떨어서 섹스를 해야 하고, 너무 센 여자는 남자의 사정과 상관없이 남편이 너무 약하다고 불평을 하게 된다.

◈ **애액이 적은 여자** _ 성관계 시 애액이 너무 적은 여자는 남자에게 통증을 느끼게 한다. 대개 강박적인 성격이거나, 너무 도덕적이거나, 결벽증이 있거나, 성적으로 발달이 안 되었거나, 남편을 좋아하지 않거나, 갱년기이거나, 우울증 약이나 다이어트 약을 복용 중이거나, 수유 중일 때 이런 경우가 많다. 성관계를 방해할 정도로 애액이 적으면 치료를 해야 한다. 섹스가 즐거움이 아니라 고통이어야 되겠는가?

◈ **오르가슴을 못 느끼는 여자** _ 마치 막대기와 섹스하는 것처럼 잘해주어도 오르가슴을 느끼지 못하면 섹스가 배설 이외에는 아무 것도 아니다. 오줌을 누거나 혼자 자위행위하는 것 정도밖에 더 즐겁지 않다. 다만 그녀의 피부를 만지는 것만 추가되었을 뿐이다. 이렇게 오르가슴을 못 느끼는 여자는 섹스를 남편에 대한 배려로 생각하고 의무방어적으로 하게 된다. 교감이 없는 섹스는 상대방을 감동시킬 수 없다.

◈ **질에 힘이 없는 여자** _ 질이 헐거워서 섹스를 했는데도 페니스가 조이는 느낌이 없으면 숨쉬기운동만 하고 내려온 것처럼 재미가 없다. 여자도 재미가 없겠지만 남자도 재미가 없다. 차라리 자위행위를 하는 것이 나을 수도 있다.

외도는 섹스를 몰라서 생긴 병이다

중세시대에는 여자가 바람을 피우면 화형을 시키거나, 소설 <주홍글씨>에서처럼 옷에 'A'를 쓰고 다니게 했다. 중국에서는 멍석말이를 해서 때려죽이거나 돌로 쳐 죽였다. 옛날에는 피임도 어려워 임신을 하게 되면 평생을 숨어서 살거나, 천민처럼 떠돌아다니면서 신분을 감추고 살다가 죽어야 했다. 하지만 지금은 피임이 너무나 쉽고 외도의 기회도 많은 데다, 이혼이 흠이 아닌 시대가 되어버렸다. 미국에서는 평생 3~4번 정도 결혼하는 것이 유행처럼 여겨지기도 했다.

2018년 통계청이 발표한 자료에 따르면 전체의 7.1%가 배우자의 불륜 때문에 이혼했다. 그만큼 많은 사람이 외도를 한다는 말이고, 강남에서는 애인이 없으면 '6급 장애인' 취급을 받는다고 한다. 왜 인간이 외도를 꿈꾸고 외도를 하는지, 그리고 어떻게 하면 외도를 막을 수 있을지 고민을 해보아야 한다. 평생 한 사람과 사랑을 하는 사람은 정말로 장애인일까? 그렇게 불가능한 걸까?

외도란 무엇인가?

성경은 "여자를 보고 음욕을 품는 자마다 마음에 이미 간음하였느니라" 하여 마음의 외도까지 말하고 있다. 이렇게 배우자 이외의 이성에게 관심을 갖는 마음의 행동에서 시작해 이성을 뜨거운 시선으로 쳐다보는 비겁

촉의 행동, 나아가 손을 잡고 입 맞추는 접촉 행동에 이르기까지 외도하면 떠오르는 여러 행동이 있는데 어디까지가 안전지대이고, 어디서부터 외도인지 선을 긋기가 쉽지 않다. 그러나 현대 사회에서 정신적인 것까지 외도로 보기는 어렵고, 배우자의 허락이 없는 이성과의 성관계가 있을 때 외도라고 볼 수 있다.

외도는 왜 하게 될까? 성적 불일치, 친밀감과 신뢰의 상실, 대화와 공감의 부족, 배우자의 부정, 서로의 이해 부족, 경제적 문제, 자녀 문제, 가족 간 불화, 건강상 문제, 가정폭력 등이 있다. 아니면 그냥 심심해서거나 습관적인 경우도 있다.

남편 외도의 원인

남성들은 성행위를 하고자 하는 정신적 욕구보다 성관계를 적게 하는 경우 성적으로 갈증을 느끼게 된다. 이것이 남자들이 외도하는 가장 큰 이유다. 하지만 남자들은 부인에게 불만이 없는데도 외도할 기회가 있으면 외도를 하기도 한다. 심리적으로는 남성의 과시욕이나 지배심과 연관이 있기도 하고, 또 어릴 적 애정결핍 등이 원인이 되는 경우도 있다.

아내 외도의 원인

여성들은 지구가 생긴 이래로 성적으로 억압당하고, 순결을 강요당해 왔다. 여성이 성적 쾌락을 강하게 느낄 수 있는 성기인 음핵을 아프리카 등지에서 절개당하는 것이나, 한복이 평상복이던 시절 유방을 조여야 했던 것은 여성의 성이 억압당한다는 사실을 보여준다. 가부장제, 일부일처제

아래서 여성의 자연적 성향은 사회적으로 억압받았다. 가부장제, 일부일처제가 조금씩 완화되는 현재 여성들이 일방적으로 강요당해 온 억압에 대해 반기를 드는 것은 당연한 일이라고 할 수 있다.

하지만 아내에 대한 불만이 없어도 외도를 하는 남자들과는 달리 아내의 외도에는 반드시 결핍 동기가 있다. 남편이 뭐 하나 만족스럽게 해주는 게 없다. 자상해서 대화를 자주 하는 것도 아니고, 그렇다고 밤에 화끈하게 해주는 것도 아니고, 가정적이어서 집안일을 잘하는 것도 아니다. 돈이라도 잘 벌어다 주면 쓰는 재미라도 있으련만 그것도 아니다. 문득문득 나를 만족시켜 주는 사람을 만나고 싶다는 생각이 든다.

하지만 아내들은 남편에 대한 불만으로 외도할 잠재적 준비가 되어 있다고는 해도 의식적으로 외도 상대를 구하지는 않는다. 그들은 우연히 만나지는 남성 중에서, 또 우연히 감정이 통하는 사람과 외도를 하는 것이다. 손쉽게 만나게 되는 운전교습 선생, 세일즈맨 등이 여성이 외도하는 대상이다. 여성의 사회활동이 늘어나면서 다른 남성을 만날 기회도 많아지고, 불평등한 부부관계를 깨닫는 이들이 늘어나면서 기혼여성의 혼외관계가 늘어나고 있다. 대부분의 사람들은 앞으로 우리 사회에서 혼외관계는 더 늘어났으면 늘어났지 줄어들지는 않을 것이라고 예상한다.

외도에 대처하는 현명한 자세

남편 외도 대처법

남자들은 부인에게 불만이 없어도 외도를 한다. 또한 사랑 없이도 외도를 한다. 그럴 경우 부인이 너무 많은 생각을 하면 남편을 용서할 수 없지만, 호기심에서 했다고 생각하면 용서할 수 있다. 또한 대부분의 남자는 외도를 한 뒤 가정으로 돌아온다. 가정으로 돌아올 수 있게 아내가 모르는 척 하는 것이 나을 수도 있다.

만약에 이혼을 할 생각이면 조목조목 따져야 하지만, 이혼을 할 생각이 아니면서 아는 척을 할 경우 남편은 아예 대놓고 바람을 피울 수도 있다. 만약에 이혼을 한다면 지금의 남편보다 더 좋은 남자를 만날 수 있는가? 다른 남자와 결혼을 하면 아이들을 못 보면서 행복할 수 있는가? 이혼하면 경제적인 것은 어떻게 해결할 것인가?

하지만 그렇다고 너무 비굴하게 참아서도 안 된다. 여자가 참으면 남자는 아예 대놓고 바람을 피워댈지도 모른다. 아내는 언제든지 헤어지더라도 손해 볼 것이 없다는 자신감과 경제력을 평소에 키워야 한다. 남편뿐 아니라 다른 남자에게도 매력적으로 보일 무기를 개발해야 한다.

아내 외도 대처법

남자들이 외도를 한 뒤에 대부분 제자리에 돌아오는 것처럼 아내도 그럴 수 있다. 하지만 우리 사회는 아내의 외도에 관대하지 않다. 남자들의 자존심 때문이다. 그래서 돌아갈 자리가 없다. 하지만 우리에게 필요한 것은 외도하는 아내에 대한 무조건적인 비난이 아니다. 그것은 남성 중심 가부장제 가치관의 답습밖에 안 된다.

물론 남편이 외도하니까 아내도 외도하라는 식의 발상도 곤란하다. 하지만 중요한 점은 아내의 외도에는 분명한 동기가 있다는 것이다. 아내가 얼마나 외로웠는지, 남편은 의무를 다했는지 살펴봐야 한다. 그리고 아내가 없는 가정이 되었을 경우 손실을 따져봐야 한다.

남편은 외도를 할 수 있고 다시 돌아오면 받아줘야 하는데 아내는 절대로 외도를 할 수 없고 용서할 수 없고, 그래서 반드시 가정에서 쫓겨나야 한다는 생각은 이익보다 손해가 많다. 혼자서 자식들을 키울 수 있는가? 지금의 월급을 주면 어떤 여자가 애들까지 키워 주면서 고맙다고 생각할까? 다른 여자가 지금의 아내보다 자식들을 더 잘 키울 수 있을까? 사랑하던 아내가 이렇게 변한 데 내 책임은 하나도 없는가? 나는 아내에게 돌팔매질을 할 만큼 깨끗한가?

왜 남자들은 여자의 바람을 용납하지 못할까?

남자들의 질투는 끔찍할 정도로 강하다. 여자들의 질투보다 훨씬 격렬하다고 말할 수 있다. 남자들은 상대에게 속았다고 생각하거나 배반당했다는 느낌이 아니라 자신의 남성성이 심하게 훼손되었다고 느낀다. 그래서 아내는 선의의 거짓말을 할 필요가 있고 절대로 자기의 과거나 외도 사실을 남자에게 얘기하면 안 된다.

불륜이 발각될 경우 이별을 각오해야 된다. 보통 숨겨야 하지만 만약 발각이 되면 이별을 각오하는 것이 좋다. 외도 자체를 옳거나 그르다는 기준으로 평가할 필요는 없다. 불륜을 씻을 수 없는 원죄처럼 취급하기보다는 상대방에게 주는 고통을 기준으로 평가해야 한다. 또한 불륜으로 인한 관계의 악화에도 두 사람 모두에게 책임이 있다.

외도를 한 사람과 상처받은 배우자 사이에 동등한 책임이 있다고 할 수는 없지만, 관계 악화의 발단이 어디서 시작되었는지 서로가 돌아보지 않으면 신뢰를 회복하고 애정을 되찾을 기회를 마련하기 어렵다. 하지만 단순한 바람이라면 대화를 나눠야 한다. 사랑하는 사람을 포기할 수 있는지 없는지, 그 이유가 무엇인지, 또다시 외도를 저지를 가능성이 있는지 등에 대해 진지하게 얘기를 나눌 때 올바른 해결책이 나온다.

홧김에, 질투심 때문에 즉흥적으로 결정하면 자녀에게 큰 상처를 줄 수 있고 노후에 후회를 할 수 있다. 만약에 호기심이나 술김에 한 외도라면 한번쯤은 서로 눈감아 주는 것이 좋다. 또한 이혼 후에 후회할 일이라면 대화를 통해 문제점을 이야기한 후에 화해를 하는 것이 좋다. 서로 약간 떨어져서 생활하면서 상대방의 가치를 따져보고 본인에 대한 반성의 시간을 가져보는 것도 좋다.

외도는 반드시 대가를 치러야 한다

섹스 호르몬은 유효기간이 6~36개월 정도 간다. 슬프게도 이 호르몬은 같은 사람에게는 두 번 다시 분비되지 않는다. 아무리 미인이나 미남과 사귀어도 마찬가지이다. 특히 페닐에틸아민이나 도파민 같은 교감신경계의 호르몬이 그렇다. 하지만 다행인 것은 옥시토신이나 엔도르핀은 기분 좋고 맛있는 섹스를 할 때마다 나온다. 도파민만을 사랑이라고 생각하는 사람은 항상 자극적이고 열정적인 섹스만을 원하기 때문에 그런 사랑을 찾으러 다니지만, 그렇지 않은 사람은 옥시토신 같은 호르몬만으로도 만족

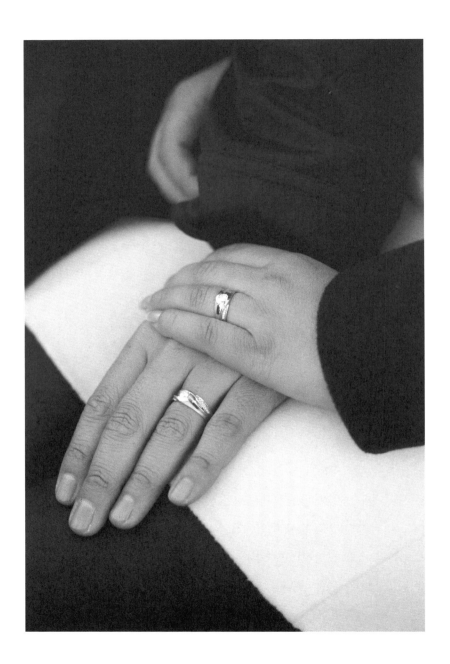

을 하고 오랫동안 잘 지낼 수 있다.

우리가 결혼을 생각할 때는 그 배우자에게 무엇이든지 해주고 싶은 마음이 있었다. 하지만 세월이 흐르면서 본인이 하찮게 생각하는 배우자가 남들에게는 유혹의 대상이 된다는 것을 잊어버린다. 잡은 고기 먹이 안 주고 있을 때 다른 사람이 먹이 주면서 채간다. 만약에 처음 만났을 때처럼 애틋하게 하거나, 다른 사람에게 잘하듯이 자기의 배우자에게 잘하면 그보다 더 나은 섹스를 할 수 있는데 권태기가 오면 사람들은 무조건 파트너를 바꾸려는 생각부터 한다. 모르는 사람이나 처음 만나는 사람처럼 정성 들여 대하면 정말로 맛있는 섹스를 할 수 있는데도….

외도에는 반드시 대가를 치러야 한다. 대가를 치르고도 할 가치가 있다면 좋겠지만 소 잃고 외양간 고치는 일이 벌어질지 모른다.

상처받지 않고 헤어지는 법

헤어지는 데도 기술이 필요하다. 옛말에 '유종의 미'라는 말까지 있지 않은가? 사람은 끝이 좋아야 그동안의 추억도 고마움도 간직할 수 있지 끝이 좋지 않으면 다시는 길거리에서 부딪히고 싶지도 않다. 남녀가 사랑하다가 어떻게 해야 잘 헤어질 수 있을까?

바람둥이 남자나 여자는 사람도 잘 만나지만, 헤어지는 것도 잘 한다.

가장 기본적인 것은 솔직하게 얘기하는 것이다. 요즘 대부분의 사람들은 쿨하기에 매달리는 사람은 거의 없다. 하지만 가끔 TV나 인터넷에 나오는 엽기적인 사건은 대개의 경우 초보자들의 행동이다. 즉, 헤어진 애인을 죽이거나 내연의 여자나 남자를 죽이는 행동들이 그것이다. 살인죄로 감옥에 가는 사람들은 모두 선수가 아닌 사람들이다.

사랑에 빠져있을 때는 그 사랑만이 유일한 사랑이고, 그 사랑을 잃으면 모든 것을 잃는 것처럼 생각되어서 사랑을 잃으니 차라리 그 사랑을 없애거나 같이 죽을 생각까지 하게 된다. 하지만 사랑을 여러 번 하면서 단련된 사람들은 이별 후에 또 다른 사랑이 오는 것을 안다. 그릇을 비워야 다시 채울 수 있음을 안다. 그래서 진짜 선수들은 사귈 사람도 잘 고르고, 헤어질 때도 고맙게 생각하며 헤어지게 만든다. 그것은 경험의 결과이다. 여러 번 시행착오를 거치면 뭐든지 잘할 수 있다. 이 세상에 절대적인 것은 없다. 내가 없어도 세상은 돌아가고, 사랑하는 사람이 없어도 나는 살 수 있다.

하지만 그렇게 해도 안 되는 경우가 있다. 그럴 경우는 상대방을 질리게 행동을 하는 수밖에 없다. 매너 없이 행동하거나 연락두절, 잠수 등의 방법을 사용한다. 그런 것이 통하지 않는 사람이 있다. 그런 사람에게는 어떤 방법도 통하지 않을 수 있다. 사랑한다고 생각했던 사람이 갑자기 위험하게 생각이 되거나, 더 이상 사랑하지 않게 되거나, 나에게 해를 끼칠지도 모른다는 생각이 들 수 있다. 만약에 결혼한 경우라면 내가 맞추고 살아야 하겠지만, 그렇지 않다면 내가 참고 살아야 할 이유가 없는데 그때는 어떻게 할까? 어떻게 해야 나도 다치지 않고, 그 사람도 다치지 않게 기분 좋게 헤어질 수 있을까?

매스컴에서 유명한 사람들이 사귀던 여자 때문에 곤욕을 치르는 것을 자주 본다. 사귈 때는 너무나 사랑해서 무엇이든지 그 사람을 위해서 희생할 수 있을 것 같았는데, 막상 사랑이 식으면 마치 배가 불렀을 때 음식을 보면 약간 토할 것 같은 증상이 드는 것처럼 사랑이 식은 사람에게서 매스꺼움까지도 느낄 지경이 된다. 아마도 타이거 우즈도 그렇고, 다른 유명한 연예인 남자들도 그랬을 것이다.

하지만 사업을 할 때도, 사랑을 할 때도 시작보다 끝이 더 중요하다. 세무조사를 당하는 회사는 모두 내부의 제보자가 있어서인데 보통 그만둔 직원의 행동인 경우가 대부분이다. 돈이나 권력이 있는 남자들의 경우도 거의 대부분 앙심을 품은 옛 애인 때문에 곤욕을 치르고, 사회적으로 매장 당하게 된다. 그래서 어떻게 끝낼지가 매우 중요한 문제가 된다. 어떻게 해야 할까?

가장 좋은 것은 자꾸 돈 이야기를 하는 것이다. 돈이 필요하다고 말하거나 돈이 없으면 당장 부도날 것처럼 말하거나, 집을 사달라고 하거나 비싼 것을 자꾸 사달라고 한다. 그러면 대개의 경우 십중팔구는 상대편에서 먼저 헤어지자고 말을 꺼낸다. 왜냐하면 그 사람이 돈 때문에 나를 사랑한다고 말을 했을 거라는 생각이 들어서, 그렇게 돈을 밝히는 사람이라면 굳이 만날 이유가 없다는 생각이 들게 한다. 너무나 사랑하지만 상대방이 원해서 어쩔 수 없이 헤어지는 것처럼 하고 헤어진다.

다른 방법은 의처증이나 의부증이 있는 것처럼 행동한다. 상대방을 의심하고 모든 스케줄을 관리하고 간섭하고 달달 볶는다. 그리고 자꾸 귀찮게 군다. 그러면 그 사람에 대한 모든 정이 뚝 떨어진다. 즉, 그 사람보다 더 진상 짓을 하는 것이다. 의처증이나 의부증을 참을 수 있는 사람은 없다. 사랑도 좋지만 의심하는 것은 참을 수 없고, 자유를 구속하는 것은 더 이상 참기 힘들다.

또 다른 방법은 상대방이 가장 싫어하는 행동을 하는 것이다. 그것은 사람마다 다르기 때문에 각자 다른 방법이 있을 것으로 본다. 하지만 상대방이 나에게 완전히 빠져 있고 모든 행동이 예뻐 보일 때는 어떤 행동을 해도 소용이 없다. 어느 정도 싫증이 나거나, 권태기가 왔을 때 위의 행동을 해야 한다. 하루아침에 이룰 수는 없다. 천천히 눈치 채지 않게 행동해야 한다. 만약에 상대방은 좋아하는데 내가 싫다고 하면, 오히려 그 사람의 정복욕이나 전투력이나 성욕을 키울 수도 있다. 그래서 천천히 시간을 두고 어떻게 잘 헤어질지 고민해야 한다. 만나는 것보다 헤어지는 것이 항상 더 어렵다.

'웰빙 섹스' 한번 해봅시다

자기들은 섹스 없이 너무나 잘 살아가고 있다고 한다. 즉, 섹스리스 부부라는 것이다. 남편과 손만 잡고 자도 아무 문제가 없다고 한다. 적어도 20년 넘게 산부인과를 하다보면 그 사람의 20여 년을 보게 된다. 섹스리스가 정말 아무 문제가 없을까?

정말로 문제가 없는 식물 같은 부부도 있다. 오누이인지 부부인지 분간이 안 가는 부부들이다. 하지만 대부분 경우는 문제가 서서히 생기게 된다. 한쪽에서 섹스에 눈을 뜨거나 섹스가 맞는 사람을 만나면 이혼을 하게 되거나, 아니면 허울뿐인 부부생활을 하게 된다. 즉, 한쪽은 섹스 파트너가 생기고, 한쪽은 섹스리스로 가정이라는 울타리만 지키고 사는 것이다. 아니면 서로 'open marriage'의 형태를 띠고 살게 된다. 우리나라는 섹스리스가 30~40% 정도 된다. 특히 스트레스가 많은 지식인층에 많다.

인간의 2대 욕망을 식욕과 성욕이라고 한다. 우리는 먹는 것을 가지고 부끄러워하지 않는다. 식탐이 있다고 손가락질을 할 때도 있지만, 그렇다고 부러워하거나 천대하지도 않는다. 우리는 매일 무엇을 먹을까 고민하고 새로운 것, 맛있는 것을 먹으러 찾아다닌다.

남자들은 일단 먹어야 고분고분해진다. 또한 더 맛있게 요리하는 법을 연구하고, 요리 잘하는 여자와 결혼하기를 바란다. 맛있는 음식을 먹으면 너무나 행복하고, 배가 고프면 기운도 없고 만사가 귀찮다고 느낀다. 특히 남자들은 배고플 때 무슨 일을 시키면 화를 내고 이유 없이 짜증을 낸다. 그래서 일단 먹이고 나서 일을 시켜야 한다.

하지만 성욕은 다르다. 성욕이 너무 강하거나 너무 약할 때 그것을 부끄러워한다. 너무 밝히거나 치근덕거리면 속으로 속물이라고 생각하고 터부시한다. 그러면서도 여자들은 섹시하게 보이려고 노력한다. 더 맛있게 보이려고(?) 하기도 한다.

또한 남자들은 몸매를 만들어서 여자가 맛있게(?) 느낄 수 있게 한다. 하지만 배고플 때 짜증을 내듯, 남자들은 하고플 때 못하면 괜히 히스테컬해지고 화를 버럭버럭 낸다. 식욕과 다른 점이라면 밥은 끼니때라는 게 있어 금방 확인이 되지만, 성욕이 해결되었는지는 아주 가까운 사이가 아니면 확인이 어렵다는 것이다.

왜 우리 문화는 이런 이중성을 가질까? 그것은 우리의 유교문화 때문이다. 점잖아야 한다고 생각하는 유교의 양반사상 때문일 것이다. 하지만 점잔을 빼는 우리나라가 비아그라를 만든 화이자제약이 조사한 바에 의하면 전 세계적으로 섹스를 중요하게 생각하는 나라 1등이고, 성적 만족도는 가장 낮은 나라 1등이라는 것이다. 이런 아이러니와 모순을 어떻게 설명하고, 그 차이를 어떻게 줄여나갈까? 그것이 우리가 극복해야 하는 당면한 과제이다.

그러기 위해서는 우리가 가진 성욕과 식욕이라는 인간의 2대 욕망에 대한 이해부터 있어야 한다. 성욕이 아주 자연스러운 인간의 욕망이라는 것을 인정하고 자연스럽게 생활 속에 스미게 해야 한다.

매일 밥만 먹고 살 수는 없다

먹거리는 여러 가지로 우리에게 중요하다. 에너지원으로서, 성장하는 데, 그리고 살아가는 데 있어서 없으면 안 된다. 살기 위해 먹느냐, 먹기 위해 사느냐 하는 것을 물을 정도로 우리에게 먹는 것은 중요하다. 웰빙 바람이 불면서, 먹어도 잘 먹어야 한다고 얘길 한다.

그래서 같은 음식도 조리법과 원산지를 따지고, 어떻게 해야 더 맛있게 먹을지 연구한다. 또한 유명 음식점을 찾아가고 인테리어나 주차장 등도 따지고, 경치가 수려한 곳을 찾아가서 먹기도 하고, 한식, 일식, 중식, 양식, 이태리 음식, 프랑스 요리 등 여러 나라의 음식을 먹기도 한다. '사람들이 점점 미식가가 되어 가는구나'라고 느낄 정도다.

그렇다면 먹는 것에 대한 태도를 섹스에도 응용해보자. 왜 식욕은 다양한 방법으로 만족시키면서 성욕은 안 된다고 하는 거지? 성욕을 다양하게 구사하려고 하면 왜 변태라고 하는 거지? 한 가지 체위로 평생을 버티려고 하면 그게 가능할까? 같은 장소에서 같은 사람과 같은 체위로 하면서 "나 잘하지? 재미있지? 또 할까?" 이렇게 말하면 무슨 말로 대답해야 할까?

- 너무 좋아. 당신이 최고야.
- 너무 재미있어. 날마다 이렇게 해줘.
- 넌 재미있냐? 난 별론데….
- 너 같으면 재미있겠냐?

- 우리 사람만 빼고 매일 한 가지씩 바꾸면서 하자. 음식 메뉴 바꾸듯. 시간도, 장소도, 체위도, 애무도.

성욕과 식욕은 같은 대뇌중추에서 관장한다. 그렇기 때문에 성욕이나 식욕이 같은 욕망이고 같은 메커니즘이다. 그렇다면 당신의 식욕은 어떤 가? 또한 앞으로 당신의 성생활은 어때야 할까?

- 밥은 먹지만, 섹스는 안 하고 살 수 있다. 뭐, 섹스 안 한다고 죽느냐?
- 밥은 먹어야 하지만, 섹스는 중요하지 않다. 그것 없이 산 날이 오래 되었다.
- 섹스도 밥만큼 중요한 것 같다. 앞으로 신경 써야겠다.
- 요리법을 연구하듯이 섹스도 연구하고 노력해야겠다.
- 밥은 안 먹어도 섹스는 빼먹지 말아야지. 하룻밤에도 만리장성을 쌓는다는데.

어떤 식으로든 살아갈 수 있지만 자신이 선택한 방식에 따라 당신의 웰빙 생활은 너무나 다른 방식으로 바뀔 수 있다. 당신이 배가 고프지 않다고 배우자도 배가 고프지 않을 거라고 생각하고 있는 것은 아닐까? 너무 편식을 하거나 외식을 즐기고 있지는 않은 건지 물어야 한다. 늘 한 가지 음식만 먹고 있는 건 아닌지 되물어야 한다.

오늘밤 메뉴를 바꿔보면 없던 입맛이 생길 것이다. 봄에는 봄나물로 입맛을 돋우듯, 여름에는 겨울음식으로 음양의 조화를 맞추듯 여러 조화를 맞춰보자. 삶의 맛이 달라질 것이다.

성욕을 북돋워야 부부사이가 살아난다

성욕이 다른 사람이 함께 살고 있다고 하자. 한 사람은 일주일에 한 번, 다른 사람은 일주일에 세 번은 해야 한다고 하자. 그럴 땐 적어도 두 번 정도로 합의를 보아야 한다. 만약에 계속 한 번을 고집한다면, 세 번을 요구하는 사람은 나가서 두 번을 해결하려고 할 것이다. 만약 세 번을 계속 고집한다면 나머지 사람은 응해주지 않거나 계속 불만을 표현할 것이다.

의학적으로 식욕이 없어지면 많이 아프거나 죽을 때가 된 것이다. 마찬가지로 성욕이 떨어지면 부부사이가 많이 아프거나 부부관계가 죽어가는 중이다. 부부사이가 좋아지면 성욕부터 살아난다. 그래서 성욕이 없는 부부는 일단 둘 사이를 점검해봐야 한다. 무엇이 문제인지, 어떻게 할 것인지 연구하고, 고민하고, 같이 대화를 해야 한다.

그럼 성욕이 없는 부부는 어떻게 해야 하나? 섹스를 맛있게 해야 한다. 즉, 음식에 대해 연구하듯이 연구해야 한다. 상상할 수 있는 모든 것을 다 해보고, 바꿀 수 있는 것은 모두 바꿔봐야 한다. 파트너만 빼고 모든 호기심과 노력을 기울여야 한다. 매일 반찬과 먹거리를 걱정하거나 생각하듯이 그 정도의 노력을 기울여보자.

그래도 성욕이 없는 사람은 호르몬 중에 테스토스테론을 보충해보자. 병원에 가면 간단한 검사를 통해서 처방받을 수 있다. 또한 생각을 바꿔야 한다. 섹스하기 싫으면 안 하고, 내가 하고 싶은 날만 하겠다는 생각은 버려야 한다. 입맛이 없어도 억지로 밥을 먹듯이, 밥맛이 없으면 맛있는 것을 먹으러 나가듯이 섹스는 억지로라도 해야 한다.

왜냐하면 섹스는 부부가 몸으로 하는 대화이고, 부부사이의 에너지원이기 때문이다. 만약 계속 섹스를 안 하게 되면 부부사이가 곪아터지게 되고, 나중에 나무가 죽듯이 부부사이가 죽어버리게 된다. 그래서 섹스리스는 매우 위험하고, 성욕은 매우 중요하다. 성욕을 더도 말고 덜도 말고 식욕 정도로 생각하고 대접해주자. 그러면 부부사이가 물 흐르듯, 밥 먹고 기운 나듯 충만해질 것이다.

만약 성욕이 없으면 어떻게 해야겠는가? 당장 먹기 싫은 밥을 먹듯이 억지로라도 해보기 바란다. 식욕이 없어도 한 숟가락, 두 숟가락 먹다 보면 한 그릇을 먹게 되고, 그러면 마음이 편안해지고, 일을 해도 지치지 않듯이 부부사이의 문제도 그렇게 봄눈 녹듯이 녹을 것이다.

우리 부부 섹스라이프 만족지수는?

왜 섹스를 할까? 거의 모든 동물은 종족보존을 위해 섹스를 한다. 인간도 예외는 아니다. 하지만 고등동물인 인간은 종족보존을 위한 섹스 외에도 오르가슴을 느끼고, 행복을 위한 섹스를 한다. 그래서 배란기나 발정기 때만 섹스를 하는 동물에 비해 인간은 아무 때나, 아무 장소나, 아무 하고나 섹스를 할 수 있고, 종족보존을 위한 섹스는 절대로 안 하는 사람도 있다. 즉, 행복하기 위한, 느끼기 위한 섹스를 하는 것이다.

왜 결혼을 할까? 그런데 인간이 모여 살면서 제도나 법칙이 필요했다. 아무하고나, 아무 때나, 아무 장소에서나 섹스를 하면 일을 할 수도 없고, 자기 자식이 누구인지도 모르고 그래서 혼란이 왔다. 미개한 사회가 아닌 문명사회에서는 그래서 일부일처제란 법칙을 만들었다. 섹스를 하고 싶은데 결혼이라는 제도를 거치지 않으면 아무하고나 섹스를 할 수 없게 만든 것이다.

결국 결혼은 한 사람과 섹스를 하겠다는 약속이고, 그 약속을 잘 이행해야만 했다. 그렇지 않을 경우 간통제니, 도덕성이니, 누구의 자식이니, 재산문제 등이 걸려서 복잡해졌고, 처벌을 받아야 했고, 책임을 져야 했다. 즉, 결혼은 어떤 사람과 섹스를 하겠다는 것을 사람들에게 발표하거나 법적으로 보호를 받는 절차가 되어버렸다. 결국 가장 섹스를 자주 하고 싶은 사람과 결혼을 하게 된다(약간 과장되었거나, 다른 이유로 결혼하는 사람도 물론 많이 있다).

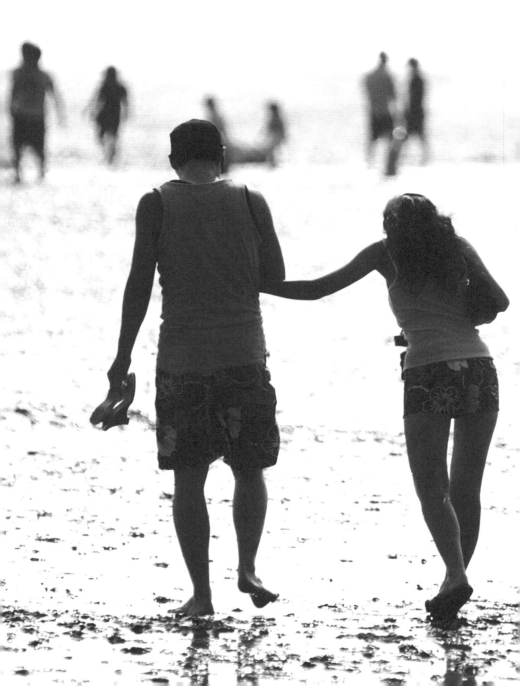

어떻게 해야 만족한 결혼생활을 할까? 어떻든 그렇게 적절한 시기에 결혼을 하게 되고, 처음에 대부분은 성실히 그 역할을 수행한다. 하지만 안정 뒤에는 반드시 권태가 온다. 숫양이나 수탉도 같은 파트너랑은 섹스를 자주 하지 않는다. 이것이 수컷들의 본능이다.

교육이나 문화에 의해 길들여진 남자들은 마지못해, 아니면 다른 이유 때문에 한 여자와 섹스를 하지 본능적으로는 되도록 많은 암컷과 섹스를 하고 싶은 것이 수컷들이다. 왜냐하면 같은 파트너랑 하는 섹스는 재미가 없기 때문이다. 파트너만 바뀌어도 섹스는 훨씬 재미있어진다. 즉, 결혼생활을 10년, 20년, 30년 이상 하게 되면 열정이나 가슴떨림이 없어지게 된다.

그래서 만족스럽고 행복한 결혼생활은 쉽지 않다. 그저 안정되고 가족 같은 결혼생활을 하게 된다. 그렇다면 어떻게 해야 수컷의 본능을 다스리면서 오랫동안 만족한 결혼생활을 할 수 있을까?

남성의 성 만족지수 진단표

(브라질 상파울루의대 정신의학연구소)

❶ 성교가 자신 있을 만큼 성욕이 강하다.

❷ 상대방을 잠자리로 유도하고 성교가 만족스러울 정도로 자신의 성적 매력이 충분하다.

❸ 성교 전 애무를 즐기며 상대방과 자신 모두 만족한다.

❹ 상대방의 성적 만족이나 오르가슴의 정도에 성행위가 영향을 받는다.

❺ 오르가슴을 느끼고 성행위가 끝날 때까지 발기상태를 유지할 수 있다.

❻ 일단 성적 자극을 받으면 오르가슴을 느낄 때까지 성교를 할 수 있을 만큼 발기상태가 매우 좋다.

❼ 오르가슴과 관계없이 성행위 동안 발기상태를 유지할 수 있다.

❽ 성행위 시간을 원하는 만큼 늘릴 수 있으며, 사정을 조절할 수 있다.

❾ 성교하면서 오르가슴을 느낄 수 있다.

❿ 성행위 도중 다른 체위를 시도하거나, 성교를 끝낸 후에도 다시 시도할 자신이 있다.

위 10 문항에 대해 절대 아님: 2점, 거의 아님: 4점, 가끔: 6점, 종종: 8점, 항상: 10점으로 점수를 매긴다.

- **81-100점** : 뜨거운 애정생활
- **61-80점** : 따뜻한 애정생활
- **41-60점** : 미지근한 애정생활
- **21-40점** : 실망스러운 애정생활
- **0-20점** : 좌절된 애정생활

여성의 성 만족지수 진단표

(차병원 산부인과)

❶ 성행위 욕구는 몇 번 느꼈는가?
(0번, 월 1회, 주 1회, 주 2~3회, 매일 1회 이상)

❷ 한 달간 키스, 자위행위, 애무, 성교 등 성경험 횟수는?
(0번, 월 1회, 주 1회, 주 2~3회, 매일 1회 이상)

❸ 성경험 때 성적으로 자극을 받은 정도는?
(없음, 거의 없음, 가끔, 종종, 항상)

❹ 성경험 때 오르가슴의 정도는?
(없음, 거의 없음, 가끔, 종종, 항상)

❺ 배우자의 성행위 요구 때 당신의 반응은?
(절대 거부, 대부분 거부, 가끔 거부, 거부하지 않음, 만족)

❻ 성행위 횟수는 어느 정도인가?
(없다, 원하는 이하, 보통, 원하는 만큼, 원하는 이상)

❼ 성행위 때 통증, 질 출혈, 질액 부족 등 성기능 장애 경험은?
(항상, 종종, 가끔, 거의 없음, 없음)

❽ 배우자와 성욕이나 성적 문제에 대해 대화를 나눈 빈도는?
(없음, 거의 없음, 가끔, 종종, 항상)

❾ 인생에서 성생활이 차지하는 비중은?
(전혀 중요하지 않다, 중요하지 않다, 보통, 중요, 매우 중요)

❿ 자신의 외모에 대한 만족도는?
(매우 불만, 불만, 보통, 만족, 매우 만족)

각각 순서대로 2, 4, 6, 8, 10점으로 계산

- **81-100점** : 뜨거운 애정생활
- **21-40점** : 실망스러운 애정생활
- **61-80점** : 따뜻한 애정생활
- **0-20점** : 좌절된 애정생활
- **41-60점** : 미지근한 애정생활

어떻게 해야 섹스의 만족을 높일까?

진단표에 의하면 매우 뜨겁고, 성욕도 높고, 성관계 빈도도 잦으며, 서로 오르가슴을 잘 느끼고 행복하면 뜨거운 애정생활이지만 서로 소가 닭 보듯이 살면 아주 좌절된 애정생활이라는 것이다. 꼭 점수로 계산하지 않더라도 서로 느끼고 알 수 있다. 그럼 어떻게 해야 할까?

초심으로 돌아가는 것이다. 처음 데이트했을 때 서로 잘해주려고 어떻게 노력했는지 생각을 해본다. 상대방의 욕구와 관심을 충족시켜 주려고 노력을 했고, 정서적인 유대감이나 친밀감을 유지하고 있었다. 서로를 위해 많은 시간을 투자했고, 서로를 소중히 생각했었다. 또한 성관계가 매우 좋았다.

인간이 자신의 성적 욕구를 가장 안전하고 즐겁게 충족할 수 있는 제도가 결혼이기 때문에 부부관계를 소중하게 여기고, 서로가 서로의 성적인 욕구를 충족시키려고 노력해야 한다. 또한 한쪽에 성적인 문제가 있으면 빨리 치료를 받아야 한다.

치료를 받지 않고, 마치 파트너의 잘못인 것처럼 행동을 하면 파트너는 상처를 입게 된다. 서로 마음을 터놓고 대화를 하고 전문가의 도움을 받아야 한다. 부부 사이에 문제가 생겼을 경우, 빨리 대화를 하고 치료를 받는 것이 매우 중요하다, 전문가에게 도움 받는 것을 수치스럽게 생각하면 안 된다. 대화하고 노력하면 오랫동안 맛있는 섹스를 할 수 있다.

사랑의 타임스케줄로 부부 애정 높이자

우리가 사는 데 중요한 것은 참 많다. 그런데 부부생활에서 가장 중요한 것이 무엇일까? 건강한 의사소통과 성관계가 건강한 결혼생활의 기초다. 결혼은 침대 안에서나 밖에서나 서로를 사랑하겠다는 약속이다. 만약에 형제자매처럼 살 거라면 군이 결혼이라는 제도 안으로 들어와서 지지고 볶고 살 이유가 없다. 결혼을 했다는 것은 그런 묵언의 계약을 지키겠다는 약속이다.

하지만 결혼생활이 길어지면서 그런 약속을 잊거나 의무를 소홀히 하게 된다. 약속 불이행은 양쪽 합의로 진행되는 것이 아니라 한쪽의 일방적인 결정에 따라 진행된다. 그래서 다른 쪽에서 불만을 갖게 되고, 그런 불만이 커지면 부부사이에 불화가 생기게 된다.

한 결혼상담가가 어떤 부부에게 물었다. "당신 두 사람은 한 달에 몇 번이나 성관계를 가집니까?" 남편이 대답하기를 "거의 없어요! 아마 여섯 번이나 일곱 번 정도?" 아내는 이렇게 대답한다. "너무 많아요. 한 달에 일곱 번, 아니 여덟 번은 될 걸요."

이 말은 성생활 빈도에 대한 만족도가 남녀에게 서로 다르다는 것을 보여준다. 대개 남자는 부족하고 여자는 너무 많고…. 이것을 어떻게 두 사람 모두에게 만족스럽도록 만들 수 있을까?

계획대로 또 충동적으로 하면 사랑 쑥쑥

우선 한 달간의 계획을 미리 세운다. 우리가 학교 다닐 때나 직장생활을 하면서 일일 계획, 한 주 계획, 한 달 계획을 세우듯이 부부사이에도 계획표가 있어야 한다. 그렇지 않으면 항상 중요순위에 밀려 부부사이에는 시간을 가지기 힘들다. 그래서 매달 아주 중요한 사람과 약속을 미리 정하듯, 고객과 약속하고 중요한 일을 미리 계획하듯 일정표를 짠다. 둘이 머리를 맞대고 짤 수도 있고, 한쪽이 짜서 얘기해줄 수도 있다.

둘의 시간과 체력, 직장의 여건, 자녀와의 관계를 모두 고려해 정한다. 일주일에 2번으로 정한다면 한 번은 평일에, 한 번은 주말이나 주일에 정해도 좋다. 가장 좋은 요일을 정한다. 마치 영어학원에 가거나, 요가학원이나 수영장을 가듯이 정해진 요일에는 되도록 약속을 지킨다. 또한 비 오는 날이나 월급 날, 눈 오는 날, 기분 좋은 날이나 우울한 날은 가끔 번개팅을 한다.

정해진 일과대로 하다가도 가끔 충동적으로 다른 일을 하듯 그렇게 부부사이에 섹스를 한다. 또한 돼지인형을 침대에 놓고 자기의 기분을 그 인형으로 표현할 수도 있다. 기분이 좋으면 돼지인형이 뽀뽀를 하게 할 수도 있고, 기분이 언짢으면 서로 등을 돌려놓을 수도 있다. 또한 그게 하고 싶으면 두 다리를 꼬아놓거나 교차해서 놓을 수도 있다. 그때그때에 따라 다르게 기분을 표현할 수가 있다.

일정표가 좋은 것은 기대효과 때문이기도 하다. 내일이 '좋은 날'이라면, 그 전날 또는 당일 아침부터 벌써 기분이 좋아지거나 흥분될 수 있다

에는 자극적이고 행복해 보이지만 반드시 대가를 치러야 하기 때문이다. 30, 40대 바쁜 남편들은 직장이나 일이 우선이라고 생각한다. 그렇게 10~20년을 보내고 나면 나중에 이빨 빠진 호랑이처럼 체력도 저하되고, 남은 것은 혈압, 당뇨, 고지혈증 같은 성인병 또는 발기불능이다. 매일 마시는 술과 회식, 다른 여자에게 한 눈 팔다가 나이가 들면 후회만 남을 수 있다.

체력이 있을 때 운동을 하고, 부인이 젊고 예쁠 때 사랑해주어야 한다. 발기가 될 때 사랑을 나누어야 한다. 가족과 부인을 거들떠보지 않으면 나중에 반드시 후회하게 된다. 그래서 아무리 바쁘더라도 사랑의 일정표를 짜서 부인과 대화도 하고 사랑도 해야 한다. 그렇게 미리 계획을 세우지 않으면 다른 사람과 약속을 정해 부어라, 마셔라 하면서 가족을 돌보지 않거나, 부인을 독수공방 시킨다.

항상 가족과 아내를 위해 일정한 시간을 투자해야 한다. 미리 계획을 세우고 일정한 시간을 비워둔다. 그것이 섹스리스에 안 빠지고, 소가 닭 보듯 사는 부부가 되지 않게 하는 방법이다.

위험한 남자 감별법

　요즘처럼 자유롭게 섹스하기 쉬운 시절이 역사상 또 있었을까? 피임도 신경만 쓰면 거의 완벽하게 할 수 있고, 콘돔만 잘 사용한다면 에이즈에 걸릴 위험도 없고, 혹 에이즈를 뺀 나머지 성병에 걸린다고 하더라도 21세기에는 거의 모든 성병이 정복이 되었다. 그래서 피임과 성병에서 자유로운 섹스를 할 수 있다.

　또한 여성의 사회적 진출이 활발해지면서 술집에 가서 많은 돈을 쓰지 않아도, 첩을 두기 위해 많은 돈을 투자하지 않아도 얼마든지 나이트클럽에서 술값을 지불하고 모텔비 정도만 내면 웬만한 여자와도 잘 수가 있다. 즉, '원나잇스탠드'가 가능하다는 얘기다.

　여성들도 프리섹스주의자가 많아지면서 남자들이 여자들을 만날 수 있는 환경이 좋아졌다. 첩을 두려면 부인에게 들킬 위험이 있어서 위험하고, 돈이 많이 들거나 계속 관리해야 하고, 싫증이 나면 떼어내기 어려운데 하룻밤 쉽게 자는 상대는 만나기도 쉽고, 헤어지기도 쉽다. 몇 달 만나다가 싫증이 나면 안 만나면 되기 때문이다. 돈도 별로 안 들고, 쉽게 파트너도 바꿀 수 있고, 귀찮게 굴지도 않고, 위험하지도 않으니 얼마나 좋은가?

　하지만 콘돔을 사용하지 않으면 에이즈에 감염될 수 있으니까 조심해야 하고, 헤픈 만큼 쉽게 떠날 수 있는 단점이 있다. 그리고 동시에 여러 명을 만날 가능성도 있기 때문에 정조관념도 없을 수 있고, 따라서 책임감도 없다. 또한 위험한 여자나 남자를 만날 수 있다는 것에 주의해야 한다. 특히 여자들이 위험한 남자를 만나면 자기 인생을 망칠 수가 있다.

그럼 어떤 남자가 위험한 남자일까? 어떤 남자만 안 만나면 섹스를 즐기면서도 인생을 행복하게 지낼 수 있을까? 대개 처음 만날 때는 새로운 사람에게 집중하면서 열정 때문에 그 사람을 정확하게 파악하기가 힘들다. 그래서 이 사람이 싸이코인지 의처증이 있는지, 나쁜 남자인지 위험한 남자인지 구별하기 힘들다. 그러나 자세히 관찰하면 대개 어떤 전조증상이 있었는데 나중에야 아는 경우가 많다.

위험한 남자는 대개 친구가 거의 없다. 연쇄살인범 중에는 친구가 없는 사람이 많았다고 한다. 동성의 친구가 없는 사람은 성격에 결함이 있거나 문제가 있는 경우가 많다. 그래서 친구 이야기를 거의 안 하거나 친구를 거의 만나지 않는 사람은 조심해야 한다.

의처증이 있는 남자는 처음 만날 때부터 지나치게 자주 연락을 하거나 전화를 계속하고, 여자의 스케줄에 관심이 많다. 그래서 항상 이런 질문을 자주 한다. "오늘 뭐 했어? 누굴 만났어? 친구 누굴 만났어? 어딜 갔었어?"하고 아주 자세하게 물어본다.

그리고 내가 말한 것을 아주 자세히 기억하고 있고, 나에게 전화 오는 남자에게 특히 신경을 곤두세운다. 또한 궁금한 것이 있으면 자기 직성이 풀릴 때까지 물어본다. 그것도 똑같은 질문을 또 하고, 또 한다. 혹시 연락이 안 되는 일이라도 있으면 안절부절 못하고 내 주위 사람들에게 전화를 해서 반드시 확인을 한다.

이렇게 집요하게 내 스케줄을 관리하는 사람은 거의 대부분 여자를 의심하는 의처증이 있는 사람이다. 이런 사람에게 걸리면 평생 스케줄을 보고하고 다녀야 한다. 만약에 어떤 오차라도 생기면 바로 죽음이다. 하지만 처음 만났을 때는 사랑이 깊어서 그런 행동을 하는 줄 알기 때문에 감별하기 어렵다.

또한 위험한 사람은 내게 해를 끼치는 남자다. 어떤 식으로든 그와 가까이 있으면 내게 도움이 안 되는 사람이 있다. 그가 하는 일이 정상적이지 않든지, 내가 살아온 삶을 모두 파괴하든지, 그의 주변에 있으면 주위 사람에게 해를 끼치는 사람이 있다. '근주자적(近珠者赤) 근묵자흑(近墨者黑)'이라고 빨간색을 가까이 하면 빨개지고, 까만색을 가까이하면 까매진다. 좋은 사람이 옆에 있으면 같이 좋아지지만, 나쁜 사람이 옆에 있으면 같이 나빠진다.

만남이 있으면 헤어짐도 있다. 가장 좋은 관계는 평생 같이 가는 것이다. 하지만 절대로 같이 못 갈 것 같은 사람도 있다. 여자든 남자든 서로에게 해를 끼치는 사람과는 평생 같이 갈 수가 없다. 이것은 조금 더 좋고, 조금 덜 좋고의 개념이 아니다. 나를 파괴하고, 나를 죽이고, 나를 불행하게 만들고의 개념이다. 그래서 이런 사람과는 어떤 식으로든 이별을 해야 하는데 시작은 쉽게 할 수 있어도 끝은 혼자 힘만으로 잘 안 된다. 그래서 인간관계는 시작할 때 신중하게 해야 한다. 이 사람이 위험한지 아닌지 정도는 정확히 파악해야 한다. 남자도 여자를 만날 때 같은 기준으로 판단해야 한다.

여자를 유혹하고 싶어? 그렇다면 여자를 알아야지

호랑이를 잡고 싶어? 그럼 호랑이 굴에 들어가야지. 마찬가지로 여자를 유혹하고 싶어? 그렇다면 여자를 알아야지.

여자는 남자랑 많이 다르다. 오죽했으면 '화성에서 온 남자, 금성에서 온 여자'라고 했겠는가? 화성에서 온 남자랑 금성에서 온 여자가 지구에서 살고 있는데 서로 다른 말을 사용하고 있는 거다.

즉, 남자가 "너를 사랑해"라고 말하는 것은 "너랑 자고 싶어"라는 말이고, 여자가 "너를 사랑해"라는 말은 "너와 키스하고 싶어" 혹은 "너랑 많은 시간을 보내고 싶어"라는 말인데, 둘은 서로 사랑한다고 말을 하면서 다른 의미로 해석되는 것에 너무나 놀라워서 어쩔 줄을 몰라 한다. 아주 심한 경우는 여자가 남자를 경찰서에 고발하기도 한다. 성폭력이나 성희롱 죄로….

여자에게 있어서 '사랑'이란 잠자는 숲속의 공주가 바라는 진실된 마음의 '달콤한 키스'인 경우가 많다. 남자는 여자가 키스를 하면 곧 섹스까지 하겠구나 하고 상상하지만 그렇게 생각했다가는 큰 코 다치게 되고, 그래서 남자는 절대로 생각이 앞서가면 안 된다.

다름과 틀림

사람들에게 '+'가 그려진 카드를 보여주면 수학자는 덧셈이라고 하고, 산부인과 의사는 배꼽이라고 하고, 목사는 십자가라고 하고, 교통경찰은 사거리라고 하고, 간호사는 적십자라고 하고, 약사는 녹십자라고 대답한다. 모두가 자기 입장에서 바라보기 때문이다. 이것은 '틀린' 것이 아니고, '다른' 것이다. 즉, 사람은 서로 다른 입장에서 사물을 바라보는데, 특히 남녀는 더욱 다르다. 그래서 남녀는 서로를 비판의 대상이 아니라 이해의 대상으로 바라보는 연습을 해야 한다.

여자는 'no love no sex'이고, 남자는 'no sex no love'라고 한다. 남자들은 대개 사랑과 섹스를 분리해서 생각한다. 그래서 감정 없이도 섹스가 가능하고, 호기심에 의해서 섹스를 하기도 한다. 그래서 남자들을 짐승 같다느니, 나쁜 놈이니, 책임지라느니 하면서 여자들이 난리 법석을 떨지만 남자들은 그냥 하고 싶어 하는 것 같아서 했을 뿐인 경우가 많다. 반면 여자들은 육체적인 접촉이 있기 전에 감정적인 교류, 즉 사랑을 느끼는 단계가 있어야 한다.

어쨌건 여자는 사랑을 해야 그 사랑하는 사람과 섹스를 하고, 남자는 섹스를 해야 그 사람을 사랑한다는 말인데, 이것은 모든 남녀가 다 그렇다는 얘기는 아니다. 남자 같은 여자도 있고, 여자 같은 남자도 있다. 또한 남자가 나이가 들면 여자처럼 변하기도 하고, 여자가 나이가 들어서 남자처럼 변하기도 하기 때문에 정해진 원칙은 없지만 결혼 전의 젊은 남녀에게는 70~80% 정도 맞는 말일지도 모른다.

오랫동안 진리처럼 여겨졌던 여자는 'no love ⇨ no sex', 남자는 'no sex ⇨ no love', 이 말은 남녀의 차이를 가장 간단하게 나타내는 아주 간결한 진리이다. 이 말의 진짜 뜻을 안다면 남자가 여자를 이해하는 데, 여자가 남자를 이해하는 데 많은 도움이 되리라고 본다.

　남자가 결혼해서 한 번도 사랑한다고 말하지 않았다고 하더라도, 그 남자가 그 여자와 섹스를 한다면 당연히 그 남자는 그 여자를 사랑하는 것이기 때문에 따로 사랑하느냐고 물어보지 않아도 된다. 사랑한다는 말을 안 했기 때문에 이혼해야겠다고 야단법석을 떨지 않아도 된다. 그 남자는 그녀를 사랑하는 것이다.

　남자가 여자와 섹스를 하고 싶다면 먼저 그녀를 사랑해야 한다. 그리고 그녀가 그를 사랑한다고 느껴야 한다. 그리고 나서야 그녀와 섹스를 할 수 있다. 만약에 그녀가 그를 사랑하지 않는다고 생각했는데 섹스를 하면, 그는 곧 고발당할 것이다. 왜냐하면 그녀는 사랑해야 섹스를 할 수 있고, 억지로 섹스를 했다고 그녀에게 사랑이 생기는 것이 아니기 때문이다. 그래서 남자들은 여자와 섹스를 하고 싶다면 많은 시간을 그녀와 보내고, 많은 선물을 해서 그녀의 사랑을 얻어내야 한다. 그래서 그녀가 사랑한다는 눈빛을 보내야 그녀와 섹스를 할 수 있다. 그 절차를 생략하면 반드시 문제가 생긴다. 그래서 남자가 많은 여자와 섹스를 하고 싶어도 할 수 없는 것이다. 여자의 사랑은 생각보다 쉽게 얻어지는 게 아니기 때문이다.

남녀사이에 '속궁합'이 존재하는가?

'속궁합'의 사전적 의미는 남녀 간의 성교 및 성생활에 대한 만족도이다. 동양철학에서는 남녀 생년월일을 사주팔자와 오행에 맞춰 봄으로써 이를 확인할 수 있다고 주장한다. 과거 중매결혼이 대세를 이루던 시절에는 미리 사주단자를 교환하여 사주관상가들에게 속궁합을 보기도 했다. 성의학자로서 남녀의 생년월일을 가지고 속궁합을 맞춰볼 수 있다는 사실에 대해 왈가왈부하기는 힘들다. 다만 부부사이에 속궁합은 결혼생활을 유지하는 데 중요한 요소라는 점은 전적으로 동의한다.

그렇다면 남녀사이에서 속궁합이 잘 맞는 천생연분이 존재하는 것인가? 그렇게 믿는 사람들은 결혼하기에 앞서 꼭 속궁합을 확인해야 한다고 주장한다. 실제로 그런 상대를 찾아 헤매는 사람들도 있다.

이론적으로 완벽한 나의 섹스파트너는 어딘가에 존재한다. 사람마다 하드웨어, 그러니까 질과 페니스의 크기와 각도 등 구조가 다르다. 그 다양성 덕분에 무수히 다양한 조합이 가능하다. 게다가 여자는 복잡다단한 반응구조를 갖고 있다. 전문가 입장에서 잘 맞는 하드웨어를 결정하는 것은 사이즈보다는 각도라고 얘기하고 싶다. 페니스의 각도가 아닌 질의 각도가 중요하다. 남자는 사정만 하면 성적 만족을 느끼는 단순한 반응구조를 가졌다. 반면 여자는 복잡다단한 반응구조를 갖고 있다.

여성들의 질은 그 방향으로 볼 때 67%는 중앙, 24%는 위쪽, 9%는 아래쪽에 있다고 보고되고 있다. 적어도 전체 여성 중 30%가 넘는 여성들이 정상적인 위치에 질을 갖고 있지 않다는 얘기도 된다. 위치가 문제가 되는 건 남성의 삽입 때문이다. 위치에 따라서 삽입하기 좋은 체위가 있고 어려운 체위가 있다. 어떤 체위를 하느냐에 따라 자극해야 하는 두 곳, 즉 음핵과 G-spot을 자극하기도 하고 못하기도 한다. 가운데 질과 위의 질은 남성상위 체위가 문제될 것이 없지만, 아래 질은 남성상위로는 삽입이 어려워 등 뒤나 옆에서 접근해 들어가야 한다. 경우에 따라서 그러한 속사정을 모

여자가 모르는 남자의 섹스 비밀

유혹당하는 것을 '갈.망.한.다'

대부분의 남자들은 섹스를 주도해야 한다는 강박관념이 있다. 하지만 그가 몽정까지 하게 되는 상상 속 그림은 여자친구나 부인이 그의 위로 올라타는 장면이다. 상상 속 여자는 아주 적극적으로 섹스를 주도하며 남자를 꼼짝 못하게 만든다. 더욱 자주, 그리고 강렬하게 섹스를 요구하는 태도도 여기에 포함된다.

그러나 대부분의 여자들은 자신이 섹스를 원한다고 말하지 않는다. 분위기에 이끌려 마지못해 하는 것처럼 임한다. 그럼에도 불구하고 남자들은 섹스를 주도하는 여자를 만나보고 싶어 한다. 결혼을 한 뒤에도 여자들은 여러 가지 이유로 섹스 제안에 못 이기는 척 내숭을 부리거나, 남편이 이끄는 대로 수동적으로 움직인다. 때로는 부인이 내숭 따위는 집어치우고 다짜고짜 남자친구의 벨트부터 부여잡아볼 필요도 있다.

페니스 크기에 대한 집착, 어쩔 수 없다

옷을 벗었을 때 남자들은 이두근과 배에 '왕(王)'자를 새기는 것에만 신경 쓰지 않는다. 섹스를 할 때 그들은 아랫부분을 드러내 보이길 원한다. 그것도 강하고 크게 말이다. 페니스가 크다는 건 남자의 자존심이다. 당연히 여자친구에게 크게 부풀어 오른 그것을 보여주고 싶어 한다. 발기가 제대로 안 되면 섹스를 피하게 되는 것도 그런 이유 때문이다. 남자들이 여성 상위 체위를 좋아하는 또 다른 이유는 누워서 섹스를 하면 배가 평평하게 보이는 것은 물론, 발기상태가 회음부까지 모두 드러나게 되어 그것이 굉장히 크게 보이는 착시현상 때문에 선호한다.

사실 여자들은 페니스 크기에 남자만큼 집착하지는 않는다. 손가락만큼 작지만 않으면 괜찮다고 하는 여자도 있고, 크기보다 얼마나 단단한가가 중요하다고 말하는 여자도 있다. 페니스 크기보다 애무를 하는 혀와 손의 스킬을 더 신경 쓰는 여자도 많다. 하지만 남자들은 아무리 여자가 그런 이야길 해도 아랑곳하지 않는다. 그러니 자주 칭찬해주고 감탄해주자. 잠자리에서 남자의 기를 살려주는 것은 여자의 몫이다.

섹스 중 쇼킹한 판타지를 꿈꾼다

남자들이 섹스를 하면서 자신의 파트너 외에 다른 사람에 대해 환상을 품는 것은 정상적인 일이다. 그것은 오르가즘에 도달하기 위해 하는 거의 반사적인 생각이다. 섹시한 여자친구나 부인과 섹스를 하면서도 사정하기 직전에 이전 여자친구나 사무실의 동료, 혹은 포르노배우까지도 상상한다. 머릿속에서는 다른 여자가 자신의 파트너를 대신한다. 하지만 분명한 건 절대 파트너에게 그러한 상상을 얘기하는 바보 같은 남자는 없다.

남자들의 상상 속 욕망을 다 알 필요는 없다. 하지만 상대방이 그런 환상을 갖고 있다는 것은 받아들여야만 한다. 때로는 서로의 판타지를 털어놓으면서 섹스를 하는 것도 나쁘지 않다. 상상 속 뜨거움까지 더해져 두 사람의 열기가 참을 수 없을 정도가 될 수도 있다.

상대가 오르가슴을 느꼈는지 궁금해 한다

남자들의 성적인 만족은 부분적으로는 파트너가 흥분하는 걸 보는 데서 온다. 만일 그가 파트너의 고함이나 반응이 거짓이라고 의심하게 된다면 주위가 산만해져 섹스가 덜 흥분스럽게 될 것이다. 잠자리에서 지나치게 포르노 스타일의 신음을 하며 오르가슴을 가장하지 말자. 하지만 만일 섹스 중에 신음소리를 내고 싶다거나, 대담한 말을 하고 싶어진다면 참지 말고 그렇게 하자. 여성이 좀 더 구체적인 반응을 보일수록 남성들은 더 적극적이 된다.

새로운 것을 해보자고 말하는 것을 수줍어한다

남자들 사이에서는 터부시되는 뭔가를 해봐야겠다는 생각이 흔하게 일어난다. 하지만 그들은 여자친구가 자신을 이상하게 생각할까 두려워서 새로운 것을 요구하지 않는다. 예를 들어서 야한 영화에서 본 장면을 떠올리면서 파트너에게 요구하고 싶지만 남자도 자신이 변태적으로 보일까봐 조심하게 된다. 만일 여성이 에로틱한 모험에 개방적이라면 일단 그에게 먼저 당신의 섹스 호기심에 동참해달라고 힌트를 준다든지 메모를 써보자. 일단 서로의 속생각을 터놓게 되면 상대방도 자신의 생각들을 털어놓게 될 것이다.

남자들도 침대에서 거짓말을 한다

침대에서 남자들이 발기를 못하거나 너무 빨리 사정해버린 뒤에 "전에 한 번도 없었던 일이야"라고 말한다. 과연 그럴까? "세상에서 나를 흥분시키는 여자는 너밖에 없어"라고 얘기한다면 아부라고 생각하자. 보통의 남자라면 90분마다 한 번씩 발기를 한다. 심지어 그가 자는 동안에도 발기는 된다.

"콘돔을 하긴 하는데, 다 너무 꽉 끼어서 말이야"라고 얘기하는 과시형 거짓말도 한다. 이 말을 믿어서는 안 된다. 콘돔회사 통계에 의하면 단지 6%의 남자들만이 XL사이즈의 콘돔을 필요로 한다.

"네가 있는데 왜 자위를 하겠어?"도 새빨간 거짓말이다. 섹스에 관해 연구한 책 <Janus and Janus journal of sexual behavior>에 따르면 남자들의 95%는 자위를 한다고 한다. 남자와 데이트를 하면서 "물론 그냥 안고만 있을 거야"라는 말을 믿고 모텔에 따라갔다면, 그 여성은 정말 순진한 여성이다.

남자의 바람은 선천적인가, 후천적인가

우리는 남자와 여자가 다르다는 것을 살면서 알게 된다. 그런데 왜 그런 차이가 나는지는 그동안 잘 몰랐다. 요즘에 뇌과학이나 호르몬에 대한 연구가 활발하게 진행되면서 이런 의문점을 풀어놓은 과학자나 의학자들이 많아지고 있다. 우리가 의문을 가진 남녀의 차이가 뇌와 호르몬을 통해 상당부분 설명이 되고 있다.

많은 연구결과들을 참고로 말하면, 남자들은 일부다처에서 일부일처에 이르는 모든 다양한 행동을 보여준다. 뇌에는 바소프레신 수용기의 특정한 유형을 결정하는 유전자가 있다. 프레리 들쥐는 이 유전자를 가지고 있는 반면에 몬테인 들쥐에게는 이 유전자가 없다.

과학자들은 수컷 프레리 들쥐가 일부일처제를 유지하며 암수 힘을 합해 새끼를 돌본다는 것을 발견했다. 하지만 그 사촌인 몬테인 들쥐는 원나이트스탠드를 즐기며 다양한 파트너와 문란한 성생활을 한다. 사촌지간인 이 두 종류의 들쥐의 짝짓기의 차이점은 뇌에서 비롯된다.

프레리 들쥐의 뇌에 있는 전시상하부(anterior hypothalamus/AH)는 자기 짝의 냄새와 촉감을 기억하고 있다가 다른 암컷의 접근을 거부한다. 평생 그 한 암컷에 대한 선호도가 지속된다. 또한 프레리 들쥐는 뇌 속에 일부일처제를 유지하는 데 필요한 바소프레신 수용기의 유전자 길이가 긴 데 비해, 난교하는 몬테인 들쥐의 바소프레신 수용기 유전자의 길이는 짧다. 과학자들이 난교하는 몬테인 들쥐에게 길이가 긴 바소프레신 수용기 유전자를 삽입하자 몬테인 들쥐 역시 일부일처제를 유지하게 되었다.

인간의 뇌생물학은 들쥐보다는 복잡하지만 인간도 바소프레신 수용기를 가지고 있다. 스웨덴에서 실시한 연구 결과, 길이가 긴 바소프레신 수용기 유전자를 가진 남자는 평생 한 여자에게 헌신할 확률이 높다고 한다. 즉, 충실함이라는 관점에서 바소프레신 수용기 유전자의 길이는 '더 긴 게 더 좋다'. 다시 말하면 남자들의 일부일처 성향은 선천적으로 결정되며, 이것은 다시 대물림된다. 결국 헌신적인 아버지와 충실한 파트너는 태어나는 것이지 후천적으로 만들어지는 것은 아니라는 의미다. 앞으로 여자들이 최적의 파트너를 선택하기 위해서 바소프레신 수용기의 길이를 고려할지도 모르겠다. 혹은 그런 상품이 출시되어 나올지도 모른다.

남자 뇌는 파트너와의 결합, 그리고 부모노릇을 위해 바소프레신을 사용하고, 여자 뇌는 주로 옥시토신과 에스트로겐을 사용한다. 남자 뇌는 바소프레신 수용기를, 여자 뇌는 옥시토신 수용기를 상대적으로 많이 갖고 있다. 침대에서 성관계를 시작하기 전에 남편의 일차적인 의무는 따뜻하게 안아줌으로써 옥시토신을 방출하게 하는 것이다. 이 두 호르몬은 도파민 수치를 증가시키는데, 도파민은 쾌락을 자극하는 호르몬으로 서로에게 몰입하고 평생 한 암컷과 짝을 이루게 한다.

옥시토신은 긴장을 풀어주고 두려움 없이 결합하고 서로 만족할 수 있게 해준다. 이런 효과가 장기적으로 유지되려면 애착의 신경회로는 친밀성과 접촉에 의해 자극되는 옥시토신을 통해 날마다 반복되고 활성화될 필요가 있다. 빈번한 접촉이 없으면, 짝짓기가 뜸하면 뇌의 도파민과 옥시토신 수용기는 허기를 느끼게 된다. 특히 남자는 여자보다 2~3배 더

빈번한 접촉을 해야 여자와 동일한 수준의 옥시토신을 유지할 수 있다.

　　남녀의 성욕은 테스토스테론이 관장하는데, 성욕이 높은 사람은 테스토스테론이 높다. 하지만 반대로 테스토스테론이 높은 사람이 성욕이 높기도 하고, 성관계를 하면 테스토스테론이 높아지기도 한다. 즉, 닭이 먼저인지 달걀이 먼저인지 모르지만 인위적으로 인간의 행동을 조절할 수도 있고, 환경에 의해서나 파트너에 의해서도 달라질 수 있는 것이 인간이다. 남녀의 차이가 아주 분명하다라도 서로의 필요에 의해 얼마든지 상호 조정 가능하기 때문에 선천적이라고 운명적으로 생각할 문제만은 아니라는 말이다.

　　그 외에도 뇌에는 다른 호르몬들이나 뇌의 영역이 많다. 지금도 연구하고 있지만, 그런 것을 연구하면서 과학적으로 남녀가 설명이 되고 이해를 하게 되고, 그러면서 서로 소통을 하게 되면 남녀 간에 해결 못할 문제가 없어질 것이다. 호르몬이나 뇌는 그 사람의 잘못이라고 보기 어려운 부분이 있다. 그 사람의 특징이고, 그 사람의 고유한 취향이고, 오랜 역사를 거쳐서 진화한 인류의 DNA에 쓰여진 본능이기 때문에, 그것이 매력적으로 느껴져서 결혼했기 때문에, 그 부분에 문제가 있다고 그냥 이혼을 결정하는 것보다는 그 사람을 이해하고 어떻게 그 문제를 해결해야 할 것인지 고민을 해보아야 할 부분이다.

섹스는 SNS

남녀 간의 사랑은 부드러움, 존경심, 그리고 서로에 대한 배려를 기초로 성립된다. 사랑에서 섹스가 필요한 것의 전부가 아닐 수는 있다. 하지만 섹스는 만족을 느끼는 데 가장 기본적으로 필요한 필수요소다. 관계에 위기가 닥치면 기분 좋은, 훌륭한 섹스로 헤쳐나갈 수 있다.

프랑스 소설가이자 비행사인 생텍쥐페리(Antoine de Saint-Exupéry)는 우리가 기대할 수 있는 영원한 사랑을 "같은 곳을 함께 바라보는 것"이라고 정의했다. 성적으로 같은 곳을 함께 바라보는 것은 성적 취향과 바로 연관된다. 섹스가 얼마나 중요한지, 어디까지 받아들일 수 있는지, 어떤 강도로 얼마나 자주 할 것인지에 대해서도 마찬가지다. 이런 취향이 같으면 마음속 깊은 사랑을 할 수 있다.

그럼 섹스를 잘 해서 마음 속 깊은 사랑을 할 수 있는 몇 가지 팁은 무엇이 있을까? 'SNS'이다. 즉, 'Soft and Slow'이다. 아마도 남자들은 반대로 생각할지 모른다. 'Hard and Fast'라고 생각할 가능성이 높다. 왜냐하면 남자는 단단하게 발기된 페니스로 빠르게 피스톤운동을 하면서 사정하기 때문이다. 일단 10년 이상을 이런 식으로 자위행위를 해 왔고, 여자의 질에 들어갔을 때도 이렇게 하고 있었을 것이기 때문이다. 하지만 여자는 이런 방식을 좋아하지 않는다. 즉, SNS이다.

일단 부드러움(Soft)

부드러운 행위의 더욱 근본적인 의미는 상대의 느낌을 즉시 알아차리고, 그러한 상대의 느낌을 마음으로 느낄 수 있다는 것이다. 진정 부드러운 사람이라면 섹스가 끝났다고 해서 바로 돌아누워 잠을 자지는 않는다.

일반적으로 여성은 남성보다 피부가 부드럽다. 따라서 여성의 젖가슴을 움켜잡거나 질 안에 손가락을 똑바로 넣어 거칠게 다루는 행위 등은 삼가는 것이 좋으며, 뼈가 있는 부분도 조심스럽게 다루어야 한다. 이는 남성뿐 아니라 여성에게도 해당한다. 여성들은 대개 강한 자극보다는 가벼운 자극에 민감하므로 음모나 피부의 솜털을 쓰다듬듯 하는 것이 움켜잡는 것보다 훨씬 더 감각적이다. 따라서 아주 부드럽게 자극을 시작하여 피부 전체로 옮아가며 서서히 흥분시키는 것이 좋다. 남성이든 여성이든 상대가 절정에 오르면 각별히 부드럽게 다루는 것이 중요하다.

부드럽지 못한 사람과는 누구도 성관계를 맺으려 하지 않을 것이며, 사람들은 대부분 부드러운 사람을 좋아한다. 이를 확인하려면 아침에 일어났을 때 옆에서 자고 있는 상대방을 사랑스럽게 바라볼 수 있다면 바람직한 상대를 선택한 것이라고 확신해도 좋다.

남자들이 명심해야 할 것이 부드러움이다. 행동도 부드럽게, 말도 부드럽게 한다. 즉, "당신을 자세히 보니 아름답고, 오래 보니 사랑스럽소!" "당신을 사랑합니다" "당신의 이야기를 들으니 명치끝이 아려옵니다" 등등 파트너가 말하는 것에 맞장구를 쳐주고, 말을 잘 들어주고, 잘했다고 얘기해주고, 예쁘다고 말해주는 부드러움은 여자를 설레게 한다.

다음은 느림(Slow)

남자들이 너무 서두르고 빨리 하는 것은 여자들을 절대로 감동시키지도 못하고 만족시키지도 못한다. 만약에 서로 동시 오르가슴을 느끼고 싶거나, 멀티오르가슴을 느끼고 싶다면 천천히 해야 한다. 그래야 접이블루도 가능하고, 여성이 행복하고, 남성이 행복한 섹스를 할 수 있다.

처음에는 천천히 하는 것이 어색하거나 힘들 수도 있다. 하지만 천천히 하다보면 이런 행동으로 인해 서로 교감을 할 수 있는 흡족한 섹스를 할 수 있다. 절대로 서두르지 말자. 처음에는 남성답지 않다고 생각될지 모르겠지만 이런 행동이 가장 남성다운 행동이다. 여자를 행복하게 만들고 싶다면 섹스는 SNS이다.

남녀의 생리차이

　왜 여자는 남자만큼 오르가슴에 빨리 오르지도 못하고, 동시 오르가슴을 힘들게 창조했는지 모르지만 여자가 먼저 오르가슴을 느끼면 남자가 사정할 기회를 놓쳐서 종족을 보존하기 힘들기 때문이라는 가설이 있다. 세계적인 성학자들이 모두 여자의 오르가슴을 열심히 연구를 했지만 시원한 대답을 내놓지 못했다.

　하지만 한 가지 정확한 사실은 여자와 남자는 비슷하면서 다르다는 사실이다. 남자는 사정을 하면 100% 오르가슴을 느끼지만 여자 중에 오르가슴을 전혀 느끼지 못하는 경우가 30~40%, 한 번의 성관계 중에 여러 번 느끼는 멀티오르가슴이 10%이다. 왜 그런 차이가 날까? 그리고 어떻게 하면 오르가슴을 잘 느끼거나 동시에 느낄 수 있을까? 그 대답을 찾기 위해 해부학과 생리학을 배우는 것이다.

남녀의 성반응

마스터스 & 존슨은 몇 천 명의 남녀의 성적 반응을 직접 실험실에서 연구를 해서 4단계로 분류를 했다. 이 유명한 그래프는 그렇게 탄생했다. 그런데 놀랍게도 남녀의 성반응은 비슷했다. 다만 시간차가 있었을 뿐이었다.

　남자가 흥분해서 사정하는 데까지 2~5분 정도가 걸리는데, 여자는 흥분하는 데만 평균 16분 정도가 걸린다. 그래서 여자와 남자를 '물'과 '불'

에 비유를 하게 된다. 이 생리적 차이를 극복하면 동시에 오르가슴에 오르는 방법을 찾을 수 있을 것이다.

그러기 위해서는 첫 번째 조건은 남자가 여자가 흥분할 때까지 사정을 참아주어야 하고, 빨리 흥분하지 말아야 한다. 그리고 여자가 되도록 빨리 흥분할 수 있도록 자극을 해주어야 한다. 이것이 '전희(Foreplay)'이다. 이런 전희에는 여러 가지가 있다. 에로틱 마사지, 성적인 대화나 칭찬, 키스, 포옹, 애무 등이 있는데 이런 방식으로 물을 데워야 한다. 물이 데워져서 팔팔 끓을 때 남자가 삽입을 하면 남녀가 동시에 오르가슴에 올라갈 확률이 높아진다.

아마도 카사노바가 잘한 것이 삽입성교가 아니라 이 전희였을 것이다. 여자의 말을 경청해주고, 고개를 끄덕이면서 공감해주고, 칭찬해주고, 안아주고 키스해주고, 스킨십해주고, 그리고 여자의 성감대를 잘 애무해주었을 것이다. 이것만으로도 여자는 이미 충분히 성적으로, 혹은 정신적으로 100점이 된다. 그리고 이런 상태에서 삽입했을 때 동시 오르가슴을 느끼면 1000점이 된다.

1단계-흥분기

남녀 성반응의 1단계는 흥분기인데, 남성은 발기가 되고 여성은 질내 혈류량이 증가하면서 질액 분비가 많아지는 단계로 부교감신경이 관여를 한다. 부교감신경은 기도를 하거나 기분이 좋거나 편안한 상태가 되어야 활성화되는데, 걱정이나 피로 등 부정적 감정을 갖게 되면 여성은 질 윤활액도 잘 안 나오고 남성은 발기가 안 되게 된다. 강박적인 성격, 완벽을 추구하는 사람, 잘못한 것을 평생 기억하는 사람, 사회에서 일을 너무 많이 하는 사람, 사회적으로 성공했거나 공부를 잘 하는 사람이 섹스를 잘 못하는 이유가 이것 때문이다.

교감신경이 팽팽하게 긴장되어 사는 사람은 절대로 1단계에 진입부터 못한다. 만약에 기분 좋은 섹스를 하고 싶다면 의도적으로 교감신경의 스위치를 OFF하고 부교감신경의 스위치를 ON해야 한다. 상대방의 부교감신경의 스위치를 켜는 가장 좋은 방법은 상대방을 칭찬해주고, 상대방의 기분을 좋게 하는 행동을 하는 것이다. 만약에 집에 들어오면서부터 잔소리를 해대는 부인이나 화를 내는 남편이라면 절대로 성적반응의 1단계는 시작도 안 될 것이다. 이 점을 명심해라! 섹스는 교감신경이 아니라 부교감신경으로 해야 하는 일이다!

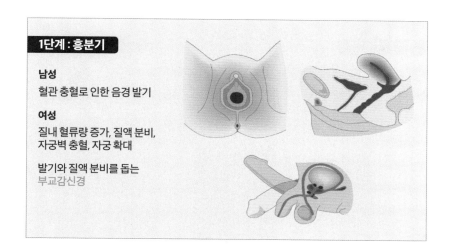

1단계 : 흥분기

남성
혈관 충혈로 인한 음경 발기

여성
질내 혈류량 증가, 질액 분비,
자궁벽 충혈, 자궁 확대

발기와 질액 분비를 돕는
부교감신경

2단계-고조기

성적 반응의 2단계는 고조기인데 음경이 최대로 단단해지고 팽창하고, 소음순은 팽창하고 바르톨린선에서 윤활액이 나오면서 충혈반응이 최고가 되는 시기이다. 이것은 사람마다 시간 차이가 있는데 남성은 시각적 자극에 의해서 1분 이내에, 여성은 10~30분이 걸릴 수도 있고, 혈관 건강에 따라, 성적 흥분에 따라, 성적 기능의 발달에 따라 이런 시간 차이가 나는 것이다.

이 단계에서 중요한 것이 모세혈관의 건강이고 심혈관 상태가 아주 중요하다. 큰 혈관에 이상이 없다고 하더라도 심장에서 멀리 있는 모세혈관에는 이상이 있을 수 있다. 그리고 큰 혈관에 이상이 있기 5~10년 전에 모세혈관에 이상이 생긴다. 최대로 발기가 되려면 음경, 음핵, 소음순, 전

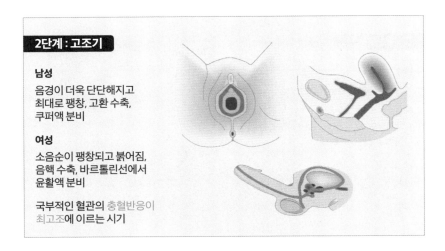

정에 최대로 혈액이 모여야 하는데 심혈관질환이 있는 사람은 그것이 가능하지가 않다. 외국영화를 보면 모든 남녀가 시간만 나면 뛰는 이유가 이것 때문이다. 숨이 찰 정도로 뛰어서 자신의 성기에 있는 모세혈관까지 혈액이 가도록 하는 것이다. 심장에서 멀고 가는 모세혈관까지 건강해야 발기가 된다. 그래서 건강의 완성은 '성 건강'이다.

3단계-오르가슴기

3단계는 오르가슴기인데 오르가슴은 인간이 느낄 수 있는 최대의 행복이고 쾌락이다. 남성은 사정을 하면 대부분 오르가슴을 느끼게 되는데 그 시간은 허망할 정도로 짧다. 남자는 3~5초의 쾌락을 위해서 3~5시간을 여자에게 밥을 사주고 차를 사주고 영화를 같이 봐주는 것이다. 아니 평생

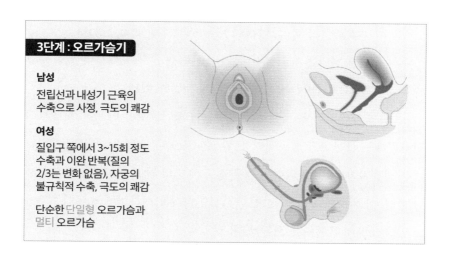

3단계 : 오르가슴기

남성
전립선과 내성기 근육의 수축으로 사정, 극도의 쾌감

여성
질입구 쪽에서 3~15회 정도 수축과 이완 반복(질의 2/3는 변화 없음), 자궁의 불규칙적 수축, 극도의 쾌감

단순한 단일형 오르가슴과 멀티 오르가슴

그녀를 위해서 돈을 벌어다주고 보호를 해주는 것이다. 그렇게 남자들은 3~5초의 오르가슴을 위해서 많은 일들을 해야 한다.

그 이유는 대부분의 남자가 느끼는 오르가슴을 여자들은 잘 못 느끼기 때문이기도 하다. 그래서 섹스리스도 있고, 성욕 저하, 성적 갈등이 생기는 것이다. 섹스를 남자를 위한 봉사로 생각하기 때문에 그럴만한 가치나 이유를 못 느끼면 여자는 섹스를 거부하게 되는 것이다.

이런 오르가슴기의 차이 때문에 남녀의 갈등이 생긴다. 이 문제를 푸는 것이 모든 남녀의 갈등, 나아가서는 인류의 행복을 위하는 것이다. 그래서 여자의 오르가슴 장애는 풀어야 할 인류의 숙제이다. 어떻게 하면 여성이 오르가슴을 잘 느끼게 할까? 그렇게만 되면 이제는 남자가 조르는 것이 아니라 여자가 남자를 은근히 유혹하거나 조르게 된다. 이렇게 되면 여자가 남자를 위해 평생 돈을 벌어올지도 모른다.

인간은 너무도 잘 안다. 남자가 더 이로운지 여자가 더 이로운지, 이 행동이 누구를 위한 행동인지, 그래서 철저히 'give and take'가 되는 것이다. 남자에게 섹스를 제공하고, 남자는 평생 여자에게 돈을 벌어다 주고, 그 반대의 관계도 얼마든지 가능하다. 하지만 이런 관계가 깨져서 서로 주고받을 것이 없으면 남녀관계도 자연스럽게 깨질 수 있다.

둘의 관계에서 서로 무엇을 주고받는지 확인해야 한다. 원시시대부터 인간관계는 물물교환의 관계였다. 받고만 있거나 주고만 있다면 둘의 관계는 언젠가 깨질 수도 있다는 것을 반드시 미리 알고 대비하거나 노력해야 한다. 이 세상에 공짜는 절대로 없다! 만약에 남녀사이에서 무임승차하고 있다면 빨리 무언가를 해야 한다.

특히 100세를 살아야 한다면 50세가 넘어서 성적으로 기능을 못하는 남자나 여자는 이 문제를 심각하게 고민해야 한다. 앞으로 내가 무엇을 줄 수 있을까? 남편과 퇴직금이나 연금을 나눠 써야 하는데 섹스리스라면 당장 고민을 해야 한다. 요즘은 사랑이 움직이고 있다. 연금을 같이 쓰고 싶은 여자들은 집 밖에 넘치고 있다. 위기의식을 느껴야 한다.

여자에게 오르가슴을 못 느끼게 해주는 남자 또한 위기의식을 느껴야 한다. 그녀에게 오르가슴을 선사하고 평생 그녀와 같이 지내고 싶은 남자들도 넘치고 있다. 그래서 사랑도 학습하고 연습하고 노력해야 하는 것이다. 왜냐하면 사랑은, 섹스는, 오르가슴은 물물교환을 할 방법이고 수단이 되기 때문이다. 오르가슴을 모든 사람이 느끼거나 느끼게 해줄 수 있다면 가치가 없거나 물물교환으로서 의미가 없지 않겠는가?

4단계-해소기

4단계는 해소기로 모든 긴장이 없어지고 평화가 찾아오는 단계이다. 모든 긴장된 기관에서 혈액이 빠지면서 다시 평상시 상태로 돌아가는 단계인데, 남자는 1~2분 안에 평상시의 성기상태로 돌아가는데 비해 여자는 10~20분 정도가 걸린다. 그래서 남자는 바로 등 돌리고 코를 골면서 자거나 바로 샤워를 하고 그 장소를 떠나지만, 여자는 이 상태에서 여운이 오래 남고 남자의 그런 행동을 오해하게 된다. 이 남자가 나를 도구로 쓰거나 활용하는 것이라고 말이다.

그래서 반드시 남자는 이 단계에서 여자를 안아주고, 뽀뽀해주고, 사랑한다고 얘기해주고, 고맙다고 표현해주어야 한다. 그녀가 사정받이가 되었다고 느끼지 않게 각별하게 행동해주어야 한다. 남자들이 왜 이렇게 여자는 까다롭고 복잡하고 어렵고 귀찮냐고 할 수도 있다. 하지만 신이 여자를 그렇게 창조를 했다. 그래서 여자와 남자는 다르다. 그런 여자가 남자에게 사랑한다고 말을 해주고, 남자의 애를 낳아주고 길러주는 것이다. 그런 여자가 나의 어머니이고, 나의 아내이고, 나의 딸인 것이다.

남녀의 성반응의 4단계, 해소기의 시간 차이 때문에 남자는 이미 혈액이 빠져 나가버렸지만 아직도 여운이 남아있는 여자의 몸과 마음에 사랑을 더 표현해주어야 사랑이 완성이 되는 것이다. 이것이 안 되면 여자는 20% 부족하고, 기분이 나쁜 상황에서는 여자가 법적인 행동도 하게 되는 것이다.

남자는 반드시 '후희(Moreplay, Afterplay)'를 해라! 후희를 잘하면 여

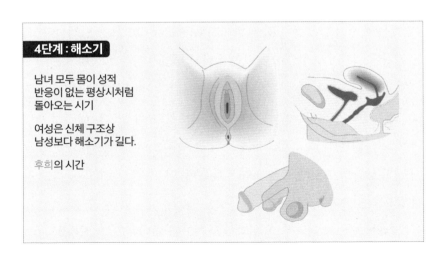

4단계 : 해소기

남녀 모두 몸이 성적 반응이 없는 평상시처럼 돌아오는 시기

여성은 신체 구조상 남성보다 해소기가 길다.

후희의 시간

자가 남자와의 관계를 후회하지 않지만, 후회를 잘 못하거나 안 하면 여자는 남자와의 관계를 후회하게 된다. 남자의 마음이 그것이 아니어도 상관없다. 그 마음이 표현이 안 되면 여자는 절대로 그의 마음을 모른다. 특히 만난 지 얼마 안 된 사이라면 더더욱 그렇다. 하지만 평생을 같이 살았다고 하더라도 여자에게는 후희가 엄청나게 중요하기 때문에 그것을 꼭 해라.

'전희(Foreplay)'는 남자 혹은 서로를 위한 행동일 수 있다. 왜냐하면 여자가 흥분을 하고 애액이 나와야 섹스의 질이 좋아지고 삽입할 때 안 아프기 때문이다. 하지만 후희는 온전히 여자를 위한 행동이다. 그 행동을 잘해야 다음을 기약할 수 있다. 그래서 반드시 유종의 미를 거두어라.

섹스는 돈이 거의 안 드는 행동이지만 절대로 백화점에서 살 수 없는 행동이기도 하다. 사랑 없는 섹스는 돈으로 살 수도 있지만, 섹스를 통해서 사랑을 표현하는 것은 돈으로 살 수 없다. 돈으로 살 수 없기 때문에 중요하고 공평한 것이다. 노력하고 힘들게 얻어야 하기 때문에 소중한 것이다. 누구나 얻을 수 있지만 누구나 얻기 어려운 것이 섹스이고 사랑이다.

아는 만큼 세상이 보이고, 아는 만큼 섹스를 잘할 수 있다. 섹스는 하면 할수록 잘할 수 있고, 그로 인해 사랑을 얻을 수 있고, 사랑하는 사람의 마음을 얻을 수 있는 도구로 충분하다.

닥터 박의
Q&A

Q 안녕하세요? 제 동생 부부가 선생님을 찾아가서 상담 드렸다고 하더군요. 제 동생이 연년생을 낳고 아무 문제없이 사는 것으로 여겼는데, 최근 부부사이에 성 트러블로 고민이 깊은 것으로 압니다. 허리디스크를 앓고 있는 제부에게 제 동생이 잠자리를 요구하면 요부 취급을 한다고 합니다. 그런 감정의 골이 깊어져 제 동생이 이단교회를 나가면서 종교문제까지 더해졌습니다. 선생님께서 두 사람의 깊어진 골을 해결할 방법을 알려주세요.

A 안녕하세요? 저는 부부를 모두 알고 있습니다. 남편분의 고민은 부인의 의부증(?) 때문에 아무 것도 할 수가 없다는 겁니다. 물론 이런 말이 부인에게 들어가서 큰 파장이 될까봐 걱정이 되는군요. 듣기로는 동생분이 교회 일을 너무 열심히 해서 가정생활에 문제가 있다는 겁니다. 제가 파악하기로는 부부관계가 소원해진 것은 허리디스크가 원인이 아니라, 남편한테 오는 모든 전화를 신경을 쓰고 의심을 하면서 시작된 것 같습니다.

남편은 사진찍기를 좋아하는데, 동생분에게 그런 취미를 즐길 수 있도록 여유를 주라고 해보세요. 제부에게도 아내의 종교활동을 이해

해 줘야 한다고 얘기하겠습니다. 서로 조금씩 양보하면 부부관계가 개선될 것으로 기대합니다. 성생활을 생각하기 전에 남편과 대화를 통해서 그동안 묵었던 감정이나, 서로 골이 깊었던 다른 점들이나 불만사항을 고쳐나가는 것이 순서라고 봅니다.

———

Q 68세의 여성입니다. 선생님에게 이쁜이수술을 한 뒤 3주 만에 성관계를 했는데, 75세인 남자친구가 질이 너무 좁아져서 삽입이 안 된다는군요. 제 남자친구는 보통 남자들보다 훨씬 큰 성기를 갖고 있습니다. 만나면 하루에 3~4회 섹스를 아직도 거뜬히 해냅니다. 사실 남자친구에게는 저 말고도 여자친구가 4명에, 부인까지 6명의 섹스파트너가 있어요. 저도 일주일에 한 번씩 찾아오는 남자친구 말고도 2명의 남자가 더 있습니다. 각각 68세와 51세입니다. 그래도 제가 사랑하는 사람은 75세의 남자친구입니다. 그 남자친구에게 더 사랑받고 싶어요. 이쁜이수술이 잘못된 건가요?

A 보통 이쁜이수술을 받은 뒤 4주간은 절대 금욕생활을 해야 합니다. 너무 일찍 성관계를

하셨습니다. 4주가 지난 뒤 평소보다는 부드럽게 성관계를 하시면 점차 좋아지실 겁니다. 남자친구는 섹스에는 정년이 없다는 걸 몸소 보여주시는 분이군요.

———

Q 50대의 여성입니다. 저는 남편, 재산, 자식, 전문적인 일 등 무엇 하나 부족한 것이 없습니다. 그러나 섹스를 하면서 한 번도 느껴보지를 못했습니다. 그래서 남편에게 불감증을 치료할 병원을 가보자고 제안했고, 정신과 의사 부부가 하는 성클리닉에 6개월간 남편이랑 같이 다녔습니다. 또 강남의 유명 병원에 가서 이쁜이수술이랑 불감증 수술 등 4가지를 받았는데 치료효과 0%입니다. 저는 오르가슴을 느낄 수 없는 몸을 갖고 태어났는지 알고 싶습니다.

A 바이브레이터를 사용한 자위를 해보시고, 오르가슴을 쉽게 느낄 수 있는 체위로 바꿔보세요. 오르가슴을 느끼는 것은 교감신경의 일이 아니라 부교감신경의 일입니다. 너무 강박적이거나 목표지향적이어서는 잘 느낄 수 없습니다. 그냥 놓아두고 기대를 하지 않고 자신의 감각에 집중을 하면서 느긋해지는 것이 가장 중요합니다.

———

Q 내일모레면 80세가 되는 남성입니다. 미국에서 명예교수로 재직 중입니다. 저는 여전히 건강하고 성욕이 왕성합니다. 제 집사람과 1주일에 2번 정도 성관계를 하고 싶은데 집사람이 응해주지 않습니다. 선생님께서 제 집사람과 상담을 해서 설득시켜 주실 수 있는지요?

A 여성들은 갱년기가 되면서 급격하게 성욕이 감소합니다. 특히 성교통이 있거나 성관계를 통해 즐거움을 못 느낀 여성은 더 이상 섹스를 하고 싶어 하지 않습니다. 일시적인 요법으로 부인에게 호르몬제와 젤을 처방해 드리고, 애액을 증가시키기 위해 레이저 시술을 권합니다. 질의 콜라겐 생성을 돕는 레이저 시술입니다. 그에 앞서서 선생님께서 부인을 늘 사랑으로 대하고 계신지 한 번 되돌아보시기 바랍니다. 섹스는 사랑하는 마음에서 시작됩니다.

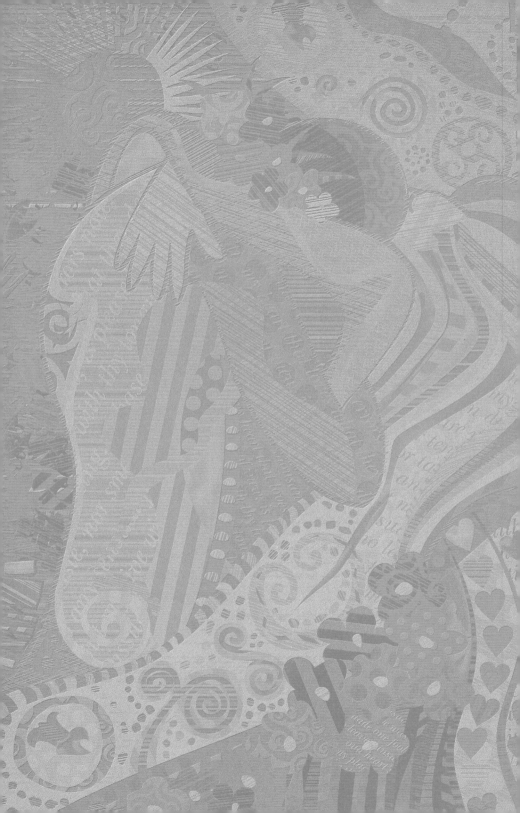

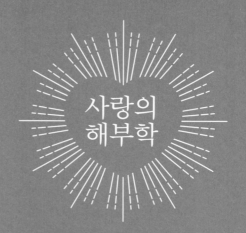

사랑의
해부학

사랑의
해부학

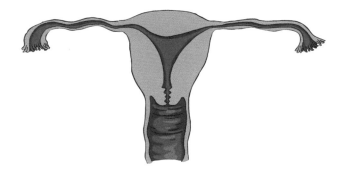

　성교육이나 사랑을 얘기하는 데 남자와 여자의 신체를 모르고 얘기할
수는 없다. 왜냐하면 어떤 부위를 어떻게 자극하느냐에 따라 사람이 사랑
도 느끼고, 혐오감도 느낄 수 있기 때문이다. 그래서 제대로 된 사랑의 감
정을 전달하고 멋진 사랑을 하기 위해서는 서로를 알아야 한다. '지피지기
면 백전백승(知彼知己 百戰百勝)'이라고 했다. 의학을 배우는 의사들만
해부학을 알아야 할 것이 아니라 모든 사람들이 사랑의 해부학을 제대로
알면 제대로 사랑을 전달하고, 사랑을 느끼게 할 수 있다.

여자의 해부학

여자의 신체

남자들은 10~20대에 포르노나 잡지를 통해서 여자의 벌거벗은 신체를 처음 접하게 된다. 그래서 남자는 여자의 신체를 에로틱한 대상으로만 생각하게 된다. 하지만 여자의 신체는 앞으로 아이를 낳고, 평생 남자와 사랑을 나눌 몸이다. 나의 여동생일 수도 있고, 나의 딸일 수도 있다. 그런데 남자들은 단순히 여체를 호기심이나 자신의 욕망을 푸는 대상으로 생각하는 경우가 있다.

진화생물학적으로 남자는 되도록 많은 씨를 뿌리고, 여자의 미소 띤 얼굴이 자신을 좋아하는 것으로 오해받도록 진화해왔고, 여자는 남자의 그런 행동을 보수적이고 신중하게 생각하도록 진화해왔다. 그래서 남녀의 사랑은 가해자, 피해자의 개념보다는 적극적인 사람과 소극적인 사람, 프로포즈를 먼저 제안하는 사람과 프로포즈를 제안 받는 사람일 수 있다. 하지만 남자는 여자에게 접근하는 방식을 잘 모른다. 특히 21세기를 살아가는 남자들은 여자의 몸을 먼저 손으로 만져서는 안 된다. 말로, 정성으로 여자의 마음을 열고, 여자가 몸의 문을 열 때까지 기다려야 한다. 여자가 준비가 안 된 상태에서 만지면 그 남자는 'me too'의 가해자가 되는 것이다.

여자의 신체는 매우 신비롭지만 베일에 싸여져 있다. 밖으로 나와 있는 남자의 성기에 비해서 여자의 성기의 대부분은 안에 숨겨져 있다. 그래서 여자들도 자신의 성기에 대해서 잘 모르고 당연히 남자들은 더 모른다. 만약에 오르가슴을 느끼는 섹스를 하고 싶다면 반드시 여자의 신체, 특히 여성의 외성기와 내성기에 대한 이해가 있어야 한다. 불감증이나 오르가슴 장애, 성감대, 체위 등 여러 가지를 알아야 하는데, 사랑의 해부학을 아는 것이 매우 중요하다.

여성의 외음부와 외성기

포르노에서 보는 것과 달리 실제로 여자의 외음부는 매우 다양하고, 얼굴에도 눈, 코, 입이 있는 것처럼 외음부에도 각각의 이름과 기능이 있다. 모든 부분이 성감대이고, 또한 이 부분에 질환이 생기거나 문제가 생기면 성기능에도 문제가 생긴다.

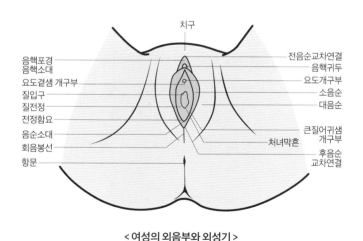

< 여성의 외음부와 외성기 >

◎ 치구

치골 위에 지방조직으로 형성된 부드러운 언덕 치모로 덮여 있다. 서양에서는 이 부위를 아름다움의 상징인 비너스의 언덕이라고 하는데 동양에서는 치구, 치부라고 한다. 치부(恥部), 즉 부끄러운 부위라고 한다. 동양과 서양은 이렇게 여성의 성기를 바라보는 문화가 다르다. 서양은 여성의 성기를 가장 아름다운 여신인 비너스에 비유를 했고, 동양에서는 절대로 드러내면 안 되는 부끄러운 부위(치부)로 이름을 붙였다. 이런 문화의 차이가 성적인 부분에서 모두 나타난다. 성을 아름답게 생각하는 서양과, 부끄럽게 생각하는 동양의 이런 생각 차이가 모든 문화의 근원이 된다. 특히 우리나라는 동양의 문화가 지배적이기 때문에 아직도 성을 부끄럽게 생각하고 있고, 그래서 잘 알지 못하고 음성적인 성문화가 만연해 있다.

◎ 대음순

치구에서 질입구 뒤까지 이어져 있는 지방조직. 땀샘, 신경이 분포되어 있는 2개의 피부주름으로 체모는 대음순 바깥쪽에 나 있으며, 보통 때 대음순은 합쳐져 있고 성적으로 흥분하면 벌어진다. 성적으로 흥분되었는지 알기 위해서 잠깐 관찰하면 된다. 닫힌 대음순이 입술을 벌린 것처럼 약간 벌어지면 성적으로 흥분을 하기 시작하는 것이다. 나이가 들면 이곳의 지방이 줄어들어 쭈글쭈글해지고 탄력이 없어서 관계할 때 아플 수 있는데, 이럴 때 자가 지방 이식이나 필러를 주입하기도 한다. 옛날 중국에서는 대음순에 지방이 많아서 통통한 여성이 남성에게 사랑받거나 남자복이 많다고 했다. 이 부위가 통통하면서 색깔이 핑크빛이면 천도복숭아를 연상

시킬 만큼 예쁘고 탐스럽다.

◎ **소음순**

대음순의 안쪽에 있고 음핵 바로 위에 질입구의 밑까지 이어진다. 2개의 피부주름은 대음순보다 엷고 체모나 지방조직을 가지고 있는 신경말단이 분포되어 있으며, 대음순보다 앞쪽으로 돌출되어 있다. 모양, 색깔은 여성에 따라 다르고 성적 흥분상태에 따라 변한다. 소음순의 앞쪽은 핑크에서 적자색으로, 바깥쪽은 핑크색에서 암갈색으로 변한다. 소음순은 100명이 다 다른 모양이고 다른 색이다. 같은 모양은 거의 없다고 보면 된다. 성적으로 흥분하면 대음순처럼 부풀고 벌어진다.

소음순의 색이 검거나 모양이 크면 섹스를 많이 했다는 속설 때문에 소음순 수술을 하러 오는 여성이 많다. 하지만 소음순의 색은 멜라닌색소와 관계가 있지 경험과는 관계가 없다. 어떤 남성은 소음순이 검고 두껍고 길어서 구강성교를 해주기가 싫다고 얘기를 하기도 한다. 자신의 남자가 구강성교를 꺼리거나 소음순의 모양 때문에 열등감을 느끼는 여성, 긴 소음순 때문에 질염이 너무 자주 생기거나 성관계를 할 때마다 남성이 손으로 소음순을 열어야 하는 경우는 소음순 성형수술을 고려할 수 있다.

◎ **요도구와 질구**

음핵 귀두 밑에 작은 요도구가 있고, 그 요도구 밑에는 질구가 있다. 요도구와 질구는 서로 근접해 있기 때문에 성교 후 비뇨기 감염을 경험하게 된다. 특히 허니문 방광염이라고 하는 질환이 있는데, 신혼여행에서 잘 생기는 방광염으로 너무 흥분해서 성관계를 하룻밤에 너무 많이 해서 생기거나 요도에 마찰이 너무 많았을 때 생긴다. 어린아이에게 생기는 요도염은 주로 변을 뒤에서 앞으로 닦아서 대장균에 감염되는 것인데, 질구와 요도구에 변이 묻는 것을 피하기 위해서 전방에서 후방으로 닦도록 해야 한다.

요도도 요즘에는 성감대로 부른다. '음핵-요도 복합체(CUC, Clitoral-Urethral Complex)'라는 개념도 있고, 음핵의 18가지 복합체에 요도가 포함되기도 한다. 그래서 구강성교를 할 때 요도구까지 해주는 것이 좋고, 피스톤운동을 할 때 음핵과 함께 같이 마찰이 되는 부위이기도 하다. 하지만 반드시 성관계 후에 잘 씻는 것이 중요하다. 성관계 때마다 방광염이 생기는 여성인 경우 특히 청결에 신경을 쓰자.

◎ 회음

질구 바로 밑에 음순이 서로 만나는 위치에 매끄럽고 체모가 없는 부분으로 성적으로 매우 민감한 성감대인데, 이 부위가 성감대인 줄을 모르는 남성이 생각보다 많다. 구강성교를 할 때 이 부위를 잘 애무해 주는 것도 꼭 포함시켜야 한다. 요도, 질, 항문 및 꼬리뼈를 연결하는 조임근이 8자형으로 이루어져 성교운동에 중요한 역할을 한다. 분만할 때 회음절개술을 하게 되는 부위로, 이 부위를 절개하게 되면 나중에 질이 헐거워지는 느낌이 들고, 그래서 이쁜이수술을 할 때 질 안과 회음 속의 근육까지 복원을 하게 된다. 케겔운동(골반근육 강화운동)을 할 때도 아주 중요한 부위이다. 회음 내부에 있는 근육을 잘 단련시키면 요실금도 방지할 수 있고, 당연히 성관계를 할 때도 꽉 조일 수가 있다.

◎ 클리토리스

여성의 중심이고 사랑의 스위치이다. 이 부위는 아무리 강조해도 지나치지 않을 만큼 중요하다. 겉으로는 0.5~0.8㎝ 크기의 완두콩 정도의 작은 기관으로 소음순의 윗부분에서 합쳐진 부분의 바로 밑에 있고, 피부의 겹친 부위가 가볍게 밀어 올려졌을 때만 볼 수 있다. 하지만 음핵에는 음핵귀두, 음핵각, 해면체, 포피 등 남성의 음경 크기와 비슷한 정도의 크기가 골반 안에 숨겨져 있고, G-spot도 음핵의 18부위 중 일부라는 주장이 나오고 있다.

페니스처럼 자극에 대해 매우 민감하고, 성적 흥분에 따라 어느 정도 팽창한다. 클리토리스는 8000개의 신경다발이 있고, 남성의 음경에는 2500개의 신경다발을 가지고 있어서 페니스보다도 더 민감하기 때문에 음핵과 귀두는 직접 접촉하거나 강한 자극을 주면 불쾌감, 통증을 호소하기도 한다.

음핵은 여성의 성감대의 중심이며, 여성이 오르가슴을 얻는 데 결정적인 역할을 하는 일급 성감대이다. 성적 자극을 수행하는 성감대라는 것이 클리토리스의 유일한 기능이다. 구강성교를 해주거나 애무 시 중점적으로 터치할 부분이다. 클리토리스를 빼고는 오르가슴을 얘기할 수 없다. 만약에 클리토리스를 자극하지 않고 오르가슴을 못 느낀다고 얘기하는 것은 전원이 꺼져 있는데 TV나 컴퓨터가 안 된다고 얘기하는 것과 같다.

음핵포피도 기름때가 잘 끼는 부위이다. 성관계를 하기 전에 잘 씻어주는 것이 좋다. 특히 구강성교를 받기를 원하는 여성은 반드시 청결에 신경을 써야 한다.

선천적으로 음핵이 소음순으로 덮여서 관계 시 음핵이 자극을 받지 못해 오르가슴을 느끼지 못할 경우 음핵을 덮고 있는 조직을 자르고 꿰매주는 수술을 할 수 있는데, 이 수술 이름은 '음핵고정술' 혹은 '여성포경수술'이라고 한다. 미국에서는 오르가슴을 못 느끼는 여성을 위해서 'Orgasm shot'이라는 시술을 하는데, 이 시술을 할 경우 요실금, 애액 장애, 오르가슴 장애에 도움이 된다.

여성의 내성기

◎ 자궁

길이 7㎝, 폭 4~5㎝, 두께 2.5㎝ 서양배 모양으로 위치는 방광과 직장 사이에 있고, 측면에서 인대들에 의해 골반벽에 고정된 자궁은 이동성과 신축성이 있어서 움직일 수 있다. 성적으로 흥분할 때 방광 위에 얹혀져 있던 자궁이 위로 기립하면서 방광을 떠나 복강 위로 상승한다. 이 때문에 자궁과 한 몸체인 질의 길이와 넓이도 늘어난다. 강한 성적 흥분 시에만 질 안으로 다시 아코디언 튜브처럼 줄어드는데, 이때 남성의 삽입된 음경은 질벽 혹은 자궁경부가 음경을 강하게 밀어내는 듯한 느낌을 받는다. 이렇게 남성 음경을 쥐었다 폈다, 잡았다 놨다 하는 질을 경험하면 남성은 정신을 못 차리게 된다.

자궁처럼 하나의 장기가 잘 늘어나는 경우는 드물다. 특히 임신을 했을 때 자궁은 1000배 까지 늘어날 수 있다. 자궁에 제일 잘 생기는 질환이 자궁근종과 자궁선근증, 자궁내막 증식증과 자궁내막암 등이 있다. 가임기 여성은 애기집인 자궁을 잘 보존하기 위해서 규칙적으로 자궁초음파 검사를 해봐야 한다. 특히 혹이 상당히 클 때까지, 혹은 난소암 말기가 되고 골반염으로 난소와 나팔관에 농양이 생기고 유착이 생겨도 별로 큰 증상이 없기 때문에 경제적인 능력이나 지적인 능력과 상관없이 늦게 발견되어서 자궁적출술의 원인이 된다. 그래서 규칙적인 검사 밖에 답이 없다. 특히 자궁의 건강은 가임기 여성에게 매우 중요하기 때문에 자궁 진찰을 소홀히 하면 안 되고 염증도 빨리빨리 치료해야 한다.

◎ **난소**

난자와 여성호르몬을 생성하며 골반 양측에 1쌍으로 난소인대에 의해 자궁과 연결되어 있고, 난소제인대에 의해 골반벽에 부착되어 있다. 양쪽에 2개로 포도알 크기이다. 남성의 고환과 같이 호르몬을 생성하는 중요한 역할을 하며 눈, 귀, 난소, 고환, 손, 발, 콧구멍 등 몸에서 중요한 것은 모두 2개이다. 출생 시 약 20만 개의 미성숙한 난자를 함유하고 있고, 배란(약 400개)과 월경을 할 수 있는 중요한 역할을 하는데, 각 알은 난포라는 엷은 막으로 감싸여 있다. 자궁이 있더라도 난소가 없으면 임신을 할 수 없고, 생식과 관계된 호르몬이 분비되기 때문에 여성을 여성답게 하는 것이 난소의 기능이다. 폐경은 난소에서 더 이상 난자와 여성호르몬을 만들지 않는 상태이다.

난소에는 물혹이 잘 생긴다. 그 중에서 자궁내막증이나 기형종도 잘 생기는 혹 중에 하나이지만 난소에 암이 생기는 경우는 매우 위험하다. 특히 난소암은 3~4기가 될 때까지 거의 증상이 없기 때문에 규칙적인 초음

파검사를 하는 것이 매우 중요하다. 최근 정액에 들어 있는 어떤 성분이 난소암을 예방한다는 논문이 있었다. 규칙적인 성관계를 하는 여성이 그렇지 않은 여성보다 난소암에 덜 걸린다는 것이 근거가 없는 얘기는 아닌 것 같다.

◎ 처녀막

처녀막은 질구멍의 안쪽에 있는 얇은 점막 주름으로, 이 주름이 첫 성교에서 찢어진다고 해서 처녀막이라고 불린다. 과거에는 처녀막에 지나친 가치를 부여했다. 애를 낳고도 처녀막을 그대로 가지고 있을 수 있으며, 운동이나 자전거 타기 등으로 찢어질 수도 있다.

질 외부에서 나쁜 균이 질 내로 침입하는 것을 막아 주는 역할을 한다. 성폭력을 당해서 올 때 처녀막이 파열되었는지를 주로 보게 되는데 질입구, 즉 소음순을 양 옆으로 벌려 보면 동그랗게 견고한 결체조직으로 되어 있다. 인간만이 처녀막에 가치를 부여하는 것 같다. 동물들에게는 처녀막이 거의 없다. 21세기에는 처녀막보다는 평생 같이 살아갈 배우자의 성격, 경제력, 취미, 대화 등이 더 중요한 것 같다. 오히려 일본에서는 너무 늦은 나이까지 순결을 지킨 여자는 성적인 매력이 없었을 것이라고 생각한다고 한다. 사람이나 문화에 따라 가치의 기준은 다른 것 같다.

◎ 질

자궁과 외음부를 연결하는 통로로 정자가 난자를 만나기 위해 질을 통해 자궁, 난관으로 가게 된다. 출산 때는 산도로, 생리 때는 월경혈의 통로로 이용된다. 바닷물이나 목욕탕에 들어가도 물 한 방울 들어가지 않을 정도로 평소에 꼭 닫혀 있지만, 분만을 하고 난 후에나 오랜 세월 성관계를 했을 경우 질이 헐거워져서 질에 물이 들어가거나 질방구 소리가 나기도 한다.

여성의 질의 평균 길이는 8~10㎝로 남성이 발기했을 때 음경 길이(15~18㎝)보다 짧다. 그러나 질은 자유자재로 신축성이 좋아서 어떤 크기의 음경이라도 잘 맞도록 만들어져 있다. 질의 폭은 처녀인 경우 2~2.5㎝, 성경험이 있는 여성은 4~4.5㎝이고, 분만할 때 10㎝ 이상 되는 태아의 머리가 통과하기 때문에 출산경험이 있는 여성은 질구멍을 4.5~5.5㎝까지 확장해도 통증이 없다.

이런 질의 신축성의 비밀은 질 벽에 주름이 많아서 음경이 삽입하면 주름이 펴져서 질이 넓어진다. 이 주름의 수가 아주 많은 경우 지렁이가 음경 주위를 감고 꿈틀거리는 듯한 쾌감을 준다. 질 내 안벽은 대부분 불수의근이고, 성교할 때 음경에 압력을 주는 것은 질입구를 둘러싸고 있는 질조임근 때문인데, 이 조임근과 항문 조임근의 수축 훈련을 동시에 하면 음경을 조이는 질이 될 수 있다. 여성이 오르가슴에 도달하면 자궁이 올라가면서 질 전체가 스포이드처럼 음경을 빨아들이는 느낌을 준다.

오르가슴을 잘 느끼는 명기는 이처럼 음경을 여자의 배꼽까지 빨아들이고, 음경을 마사지하듯이 조여서 이런 여자와 성관계를 한번 해본 남자는 그 여자의 마력에 빠져서 헤어나지를 못한다. 이렇게 음경을 빨아들이는 능력도 성감이 높아지면 가능하다. 하지만 이런 기능이 잘 안 되어 남자가 불만족해 하고 질이 헐거우면 산부인과에서 질 성형 중에 가장 많이 하는 질 축소수술인 이쁜이수술을 하고 케겔운동을 훈련받게 된다.

여성의 성근육

질 주변에 근육이 있어서 음경을 조이는 역할을 하고 요실금 예방에도 중요한데, 그 근육을 '성근육'이라고 이름붙일 수 있다. 겉으로 봤을 때 오리궁둥이거나 허벅지가 탄탄한 여성은 질의 근육도 탄탄할 가능성이 크다. 미국에서는 오리궁둥이인 여성이 인기가 많아 남자들이 다른 것은 따지지도 않고 데이트 신청을 한다고 한다. 왜냐하면 그녀가 성근육을 잘 조여서 맛있는 섹스가 될 것을 남자들이 경험상 잘 알기 때문이다. 실제로 성적으로 경험이 많은 남자는 삐쩍 마른 여자를 별로 좋아하지 않는다. 하체근육이 발달하지 않는 여자는 성적으로 맛이 없기 때문이다. 미국 영화를 보면 남자든 여자든 달리고 있는데, 맛있어 보이기 위해 허벅지근육을 키우기 위해서이다.

애액

여성이 성적 자극을 받으면 충혈을 통해서 질의 바깥 1/3이 혈액으로 가득 차게 된다. 이때 질 내부로 윤활액이 스며 나와서 질이 젖게 된다. 윤활액은 바솔린샘액과, 질의 땀이라고 할 수 있는 질액이 섞인 것이다. 바솔린샘에서 분비되는 질액은 0.2~0.5㎖ 정도로 질구멍 주변을 적실 정도이고, 성적 자극이 계속되면 빠른 사람은 30초 이내에 질 안벽에서 10~100㎖의 질액이 스며 나온다. 이 윤활액은 개인차이가 너무 많아서 성교통을 야기할 정도로 물이 없는 여성이 있는가 하면, 너무 많은 양이 나와 침대바

닥을 심하게 적실 수도 있다.

성적인 흥분이 잘 되지 않아 애액이 잘 안 나오거나, 갱년기쯤 호르몬 분비가 안 되면서 애액이 잘 나오지 않으면 성교통이 생긴다. 아무리 노력을 해도 물이 잘 안 나오고, 그래서 성관계를 할 때마다 아프고 염증이 생겨서 성관계를 피하게 된다. 남편은 건강한데 아내가 성교통 때문에 성관계를 피하게 되면 부부사이에 갈등의 원인이 된다. 특히 100세를 살아가야 하는데 섹스리스로 인해 이혼, 졸혼, 외도 등 여러 가지 문제가 생기게 된다. 성관계를 포기할 것이 아니라 적극적으로 애액 장애를 치료해줄 방법을 찾아보아야 한다. 갱년기 호르몬 치료, 질 윤활제, 질 레이저, 금실, 줄기세포 등 다양한 방법들이 있다.

분비샘

외음부부터 질에서 자궁 쪽까지 안으로 들어가면서 여성의 분비샘들이 다양하게 분포되어 있다. 질입구에는 외음부 요도구의 양쪽 5시와 7시 방향에 '스케네샘(skene's gland)'이 있고, 질입구의 4시와 8시 방향에는 '바르톨린샘'(남성의 쿠퍼선, 망울요도샘)이 있다. 이들 분비샘에서는 성적 흥분이 시작될 때 맑고 투명한 유백색의 점액을 분비하여 음경을 맞이할 준비를 한다. 원치 않는 성관계 시에도 점액이 분비되는 것은 여성의 질을 보호하고자 하는 본능의 발로이다. 그래서 강간을 당할 때 점액이 분비된 것을 보고 여성도 즐겼다고 생각을 하면 안 된다.

건강한 여성인 경우 백색 투명 또는 우유빛의 점액이 나와서 팬티를 적실 수 있으며, 이를 정상 냉이나 정상 대하라고 한다. 질 속의 락토바실러스는 질의 산도를 4.5~5 정도로 약산성으로 유지시켜서 세균의 침투와 번식을 막고, 약간의 습기와 산성도로 청정하게 질을 보호하는 역할을 한다. 질염이 잦은 여성의 경우, 질 내의 산도가 깨지거나 질의 락토바실러스가 부족한 경우가 많다. 그럴 때 질의 산도를 지켜주기 위한 치료나 유산균 처방이 도움이 된다.

질에서 약간의 식초 냄새가 나는 것은 이런 약산성 때문이다. 이것은 비정상이 아닌 질의 건강한 냄새이다. 요즘에는 질 세정제가 너무나 많이 발달되어 있지만, 예전에는 식초로 뒷물을 했다고 하는데 모두 이 때문이다. 만약에 식초를 사용한다면 강한 식초가 아닌 희석한 식초를 사용해야 한다.

성적으로 흥분할 때는 충혈된 혈관망의 정맥여출액인 애액을 다량으로 분비한다. 특히 질입구 3~4cm 안쪽 질 윗벽에 돌출되어 있는 G-spot은 성적 극치감에 오를 때 몇 배로 커지면서 여출액이 형성되어 이를 요도를 통해 내보내게 된다. 이것이 여성사정이다. 특히 성감이 발달되어 있는 여성은 G-spot이 발달되어서 여성사정 양이 많고, 오르가슴을 잘 느끼게 되는데 이것은 신의 축복이다.

질구멍의 위치

사람들이 생각하기에 질은 반듯하고 열려져 있을 것이라고 생각을 한다. 하지만 평소에 질은 닫혀 있고, 손을 질로 넣어보면 질이 반듯하지 않고 마치 음경처럼 질도 위 아래, 혹은 오른쪽이나 왼쪽으로 굽어있다는 것을 알 수 있다.

보통의 질은 중앙, 즉 가운데 질(67%)과 위 질(24%)이고, 이때는 남성 상위 체위와 문제될 게 없다. 그런데 아래 질(9%)인 경우 남성상위 체위로는 삽입이 어려워서 등 뒤 삽입 체위나, 다른 체위로 삽입한 후 방향을 바꿔서 남성상위로 전환하는 것이 좋다. 그 이유는 보통 G-spot이 전질벽에 있기 때문에 질이 가운데에 있거나 위로 약간 휘었을 경우는 남성상위 체위로 여성이 오르가슴을 느끼는 데 상관이 없지만, 뒤로 휘었을 경우 정상체위로 여성이 오르가슴을 느끼기는 어렵기 때문이다. 이런 여성이 9%이기 때문에 여성이 오르가슴을 못 느끼는 경우 여러 체위를 시도해보는 것이 좋고, 그렇기에 많은 체위가 있는 것이다.

전정구(vestibular bulb)

여성이 오르가슴을 느끼는 섹스를 했을 때 여자가 좋을까 남자가 좋을까? 우문이지만 굳이 답을 하자면 당연히 여자도 좋겠지만 여자 못지않게 남자도 좋다. 그 이유로 여자가 오르가슴을 느끼면 여자의 질근육이 남자를 꽉꽉 물기도 하지만, 또 다른 이유가 있다. 그것은 전정구 때문이다.

전정구는 질의 양쪽에 있으면서 평소에는 빈 공간이고 사용되지 않은 종이봉투처럼 그냥 납작해 있다. 그런데 여성이 흥분해서 음핵이 발기가 되면 음핵의 해면체가 피로 채워지고, 전정구도 피로 채워지면서 부풀어 오른다. 마치 풍선 2개에 공기를 가득 채운 것처럼 질 양쪽에서 질 전정구가 부풀어 오르면서 음경을 감싼다. 그러니 음경이 꽉 조여지는 것이다.

남성이 혼자서 흥분해서 피스톤운동만 하고 내려올 것이 아니라, 여자를 흥분시키고 여자의 질 전정구에 피가 몰리게 하면 남자의 페니스를 꽉꽉 물고 누르게 되는 것이다. 그래서 여자가 오르가슴에 오르게 한 후에 남자가 사정을 하면 둘 다 천국을 맛보게 된다. 이처럼 전정구는 매우 중요한 기관이다.

스팟(spot, 반점)

여성의 내성기는 감각이 없다고 알려져 있다. 그래서 자연분만 할 때도 마취 없이 봉합하기도 한다. 그런데 성관계할 때는 꼭 그렇지는 않은 것 같다. 음핵보다 훨씬 강력한 성감대가 여러 군데 존재하기 때문이다. 이 스팟을 잘 알고 적절한 강도와 속도와 시간을 들여서 자극하면 여성은 천국을 맛보게 되고, 남성도 덩달아 같이 천국행 열차를 타게 된다.

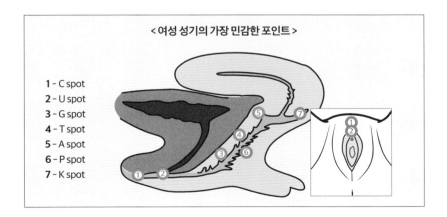

<여성 성기의 가장 민감한 포인트>

1 - C spot
2 - U spot
3 - G spot
4 - T spot
5 - A spot
6 - P spot
7 - K spot

C-spot **(음핵, clitoris의 C)** _ 겉으로 봐서는 0.5~0.8㎝ 크기의 작은 기관이지만 안으로 들어가면 음경과 같은 크기의 복합구조물로 여성 성의 중심이고 오르가슴의 스위치이다. 페니스와 상동기관으로 페니스처럼 자극에 매우 민감하고 성적 흥분에 따라 어느 정도 팽창한다. 즉, 여성의 음핵도 남성의 음경처럼 발기기관이다.

음핵각 안에 있는 음핵해면체(Corpus Cavernosum)도 남성 음경의 해면체처럼 혈관이 충혈되어 발기를 한다. 그래서 남자가 성관계를 하기 전에 발기가 되어야 하는 것처럼 여성도 성관계 전에 발기가 되는 것이 좋다. 남자들은 여자에게 충분히 전희를 해서 음핵과 음핵각(Crura)에 혈류가 몰리게 하면 여자가 오르가슴에 오르기가 쉽다. 여성과 남성이 모두 오르가슴에 오르는 성관계를 하고 싶으면 여자의 음핵과 음핵각을 먼저 발기시켜라.

성적 반응의 대부분은 음경에 의한 질의 자극에 의한 것이 아니고 완전히 발기가 된 음핵 전체에 대한 문지름의 결과인데, 음핵이 충분히 발기가 안 되면 오르가슴은 느끼기 어렵다. 성학적인 개념으로 음핵은 음핵귀두, 몸체, 포피, 음핵각(양쪽 다리)과 전정구(vestibular bulb), G-spot, 바르톨린선, 그리고 회음과 음핵의 접합면(clitoral commissure), 소음순, 음핵소대(음핵꺼풀주름띠 frenulum), 음순소대(fourchette), 처녀막, 요도옆샘(paraurethral glands), 골반저근, 현수인대(suspensory ligaments), 자궁원인대(round ligaments), 신경, 혈관 등 총 18개의 기관을 합치는 의미이다.

U-spot **(요도, Urethra의 U)** _ 요도가 성감대라고 하면 사람들이 의외라고 생각을 하거나 성감대인 줄 모르는 사람도 많다. 요도구 주변 중 음핵

방향인 위쪽과 소음순 방향인 양쪽 옆 부분이 특히 예민한데, 음핵귀두는 신경의 밀도가 증가해 있어서 감각이 예민하고, 음핵에 가까운 요도 부위도 신경이 있는 것으로 알려져 '음핵-요도 복합체(CUC, Clitoral-Urethral Complex)'라는 개념으로 발표되었다. 두 부위 모두 성감대라는 것을 나타낸다.

이 부위를 손가락으로 애무할 때는 특히 침이나 수용성 오일을 사용해서 윤활에 신경 쓰거나 손가락 끝 또는 혀끝, 그리고 음경의 귀두같이 부드러운 것으로 애무하는 것이 좋다. 하지만 요도는 감염에 취약하기 때문에 반드시 청결에 유의를 하고, 요도를 애무한 후에는 깨끗한 물로 잘 씻는 것이 좋다.

G-spot **(Grafenberg 의 G, 성감대의 신천지)** _ 1980년 라다스는 성의 과학적 연구모임(Society for the Scientific Study of Sex, SSSS)에서 아래의 결과를 발표하였다. 당시 회의에 Whipple과 Perry 등을 포함한 모든 성의학 전문가가 있었는데, 이 보고가 G-spot에 대해 최초로 정식 학회에 발표되었다. 지금 여러 성학회에서 발표하는 것은 아래의 요약을 기초로 한 것이다.

❶ 질 안을 강하게 눌렀을 때 매우 예민하게 반응을 하는 부위가 있는데, 이 부위의 위치는 질입구에서 약 3~5㎝ 안쪽의 윗벽, 요도 아래쪽 11~1시 방향에 있고, 이곳의 이름은 이 위치에 대해 처음으로 기술한 Ernst Grafenberg 박사를 기리는 의미에서 '그라펜베르크 반점(G-spot)'이라고 명명한다. 이것이 G-spot이 공식적으로 처음 세상에 나온 배경이 된다.

❷ G-spot은 모든 진찰 여성에서 존재한다. 여기에 대해서는 아직도 성학회에서 논쟁이 되고 있다. Whipple은 모든 여성에서 있다고 하고, 최근 영국에서는 G-spot이 없다고 보고했다(1944년 독일 산부인과 의사 그라펜베르크가 처음으로 G-spot의 존재를 보고할 때는 여성의 약 30%에서 발견되었다고 보고했다).

❸ 적절한 자극이 가해지면 이 반점은 점차 커지고 많은 여성에서 오르가슴을 유발한다. 여성이 오르가슴을 느끼면 마치 남성의 음경이 발기하듯이 여성의 질 앞쪽이 발기하는 것처럼 부풀어 오르는데, 평평하던 질벽이 호두 크기만큼 튀어나온다.

❹ 오르가슴을 느낄 때 많은 여성에서 요도를 통해 묽은 물질을 배출하는데, 이것은 소변이 아니고 마치 남성에서 사정을 할 때 나오는 물질과 비슷하지만 정액은 없다. 이것을 최근에는 여성사정으로 이야기하고 있다.

❺ 이곳을 자극하면 일부 여성에서는 계속되는 오르가슴을 느낀다.

❻ 일반적인 체위보다는 변형된 여러 체위에서 오르가슴이 더욱 잘 느껴진다.

❼ 많은 여성에서 마치 소변이 나오는 것 같은 느낌을 갖게 되어 당황하게 되고, 일부 남성도 마치 자신의 파트너가 소변을 누는 것 같은 생각을 하므로 여성에서 이런 종류의 오르가슴을 창피해하고, 그 결과 이 느낌을 일부러 억누르려고 한다.

❽ 골반근육의 강도와 오르가슴의 강도는 비례한다.

❾ 여성은 골반근육이 너무 강하면 이완시키는 방법을 배워야 하고, 골

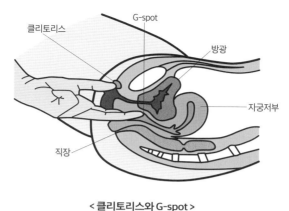

< 클리토리스와 G-spot >

반근육이 너무 약하면 강화시키는 운동을 해야 한다.

⑩ 만일 남성에서도 이와 같은 근육을 강화시키면 사정과는 다른 오르 가슴을 느낄 수가 있다.

⑪ 남성과 여성에서는 여러 가지 오르가슴이 있는데 여성에서는 클리토 리스의 자극으로 생기는 클리토리스 오르가슴과 남성의 성기의 삽입 으로 생기는 자궁 오르가슴, 이 두 가지 오르가슴이 혼합된 형태가 있 다. 남성에서는 남근에 의한 오르가슴과 전립선에 의한 오르가슴이 있다.

섹스경험이 적을 때는 오로지 음핵에 의해서만 쾌락을 얻을 수 있지 만, 성적 경험을 쌓아감에 따라서 G-spot을 통해서 여성에게 가장 강렬한 성적 쾌감을 불러일으키게 되는데 이를 'G-gasm'이라고 한다. 즉, G-spot 의 자극을 통해 오르가슴에 도달하는 것을 말한다.

G-spot은 질입구부터 손가락 한두 마디가 삽입되는 깊이의 질의 앞쪽에 위치하는데, 적당한 압력으로 부드럽고 천천히 반복적으로(Slow and Soft, repeatedly) 손가락을 구부려서 자기쪽으로 오라는 듯이 까딱까딱 움직이면서 질벽을 마사지한다. 질벽에 대한 압력은 파트너의 반응을 봐가면서 높이거나 줄인다.

G-spot 위치를 찾기 위해서는 손가락을 질입구부터 아주 조금씩 넣어가면서 가장 민감하게 반응하는 부위를 찾는다. 시큰거리는 느낌이나 소변이 나올 것 같다고 하면 그 위치가 G-spot이다. 이렇게 손가락으로 G-spot을 찾으면, 그 다음에는 음경을 통해서 손가락이 했던 것과 같은 방식으로 그 정도의 강도와 압력을 가지고 G-spot을 마사지하듯이 문지르면 삽입으로 G-gasm을 느낄 수 있다.

손가락으로 G-spot을 자극하여 흥분이 되면 음경을 삽입하여 그리 강하지 않은 자극으로도 성적 쾌감의 정도가 증가한다. 진퇴운동의 속도는 현저히 움직이는 것이 좋다. 음경을 뺄 때는 힘을 빼도 되지만, 음경을 삽입할 때는 음경에 힘을 주어서 귀두가 질벽의 앞쪽 면과 G-spot이 있는 부위에 충분한 자극을 주도록 노력해야 한다.

음핵 오르가슴은 지속시간이 10초~2분으로 말초적이며, 음부신경을 타고 전달이 된다. 반면에 G-spot 오르가슴은 수십 초에서 길게는 30분간 지속되고, 심층부의 골반신경을 타고 전달되며, 골반이 녹아내리는 듯하고 아주 강한 전율과 강도가 음핵 오르가슴보다 20~30배 크다. 그래서 G-gasm을 느끼게 해 주는 남자나 여자는 떨어지기 어렵고 기억에 오래 남는다. 그런데 불가능해 보이는 G-gasm도 학습과 훈련에 의해서 가능하다.

T-spot _ <슬로우 섹스>를 쓴 아담 토쿠나가의 'T'자를 따서 T-spot
이라고 한다. 위치는 자궁과 치골 사이에 있는 전질벽으로 여성을 눕힌 상
태에서 왼쪽 다리를 90도로 구부리고, 그 상태에서 손가락을 치골과 평행
하게 삽입하여 손가락이 G-spot을 둥글게 타고 넘어가서 G-spot이 끝나
는 부위에 움푹 들어간 질벽과 손끝이 닿는 부분이 T-spot이다. 검지와 중
지를 권총모양으로 질에 넣어서 손가락으로 질벽을 안에서 복부 방향으
로 찌른다는 느낌으로 진통을 발생시키면 쾌감이 발생한다. 이 부위를 계
속 진통시키면 여성이 신음소리를 내면서 여성사정이 시작된다.

A-spot _ <슬로우 섹스>를 쓴 아담 토쿠나가의 'A', 자궁경부의 전
원개(Anterior fornix)의 'A'자를 말하기도 하는 A-spot의 위치는 질과 자
궁경부가 서로 연결되어 있는 질의 가장 깊은 곳에서 방광이 있는 전질벽
에 있다. 이 부위를 자극하면 성적으로 아주 황홀해지면서 질 속 윤활액이
빠르게 촉진되는 성감대로, 아담 토쿠나가의 주장에 의하면 진동이 가장
효과적이라고 한다. <소녀경>의 '9천1심'은 아홉 번은 얕게, 한 번은 깊게
삽입하라는 것인데, 현대 성의학으로 풀면 9번은 G-spot을, 1번은 A-spot
에 자극이 가도록 움직이라는 의미로 해석할 수 있을 것 같다.

P-spot _ 성적으로 아주 황홀하게 만드는 자극점인 후원개(posterior
fornix) 부위로 질과 자궁경부가 서로 연결되는 질의 가장 깊은 곳에서 항
문이 있는 방향, 즉 질벽의 후면을 자극하면 쾌감도가 높아지는데 주로 후
배위를 했을 경우 자극이 된다.

K-spot _ 아직 잘 알려지지는 않았지만 <탄트라>에서 말하는
K-spot은 T-spot의 반대편 후질벽, 즉 항문 쪽에 위치한 것 같다.

여자는 온몸이 성감대이다

여자는 온몸이 성감대이다. 부드러운 여자의 피부 감촉은 남자들에게 매우 자극적이다. 특히 유방의 부드러움과 입술의 달콤함은 남자들에게 아주 유혹적이다.

당연히 1급 성감대는 클리토리스와 G-spot, 소음순, 대음순, 항문 등이다. 그 외에도 목, 눈, 귀, 유방, 복부 아래쪽, 등, 허벅지 안쪽, 무릎 뒤, 정강이, 발, 손 등도 성감대이다. 의외의 성감대나 특별한 성감대를 가진 여성도 많지만, 이런 곳을 자극하면 혈류가 몰리면서 매우 에로틱한 기분과 느낌이 든다.

성학자들은 교육생이나 상담자들에게 숙제로 성감대 지도를 그려오라고 한다. 성감대 지도를 그려오면 한눈에 상대방이나 나의 성감대를 알수 있고, 이것을 기억하고 있으면 효과적으로 효율적인 시간에 효율적인 방법으로 애무를 할 수 있다.

작정하고 하루를 정해서 머리끝에서 발끝까지 성감대를 샅샅이 찾아보기 바란다. 그리고 그 정도를 점수를 매겨서 지도를 그려본다. 0~100점까지 점수를 매긴다. 성감대를 자극하는 방법은 여러 가지를 사용할 수 있다. 여자는 온몸이 성감대이지만, 특히 최고의 성감대는 뇌이다.

남자든 여자든 성감대가 성기와 성기 주변에 몰려있는 것이 특징이다. 특히 남성의 경우는 더욱 그렇다. 하지만 충분한 시간이 있고 섬세한 사랑을 전달하고자 한다면 성기에서 가장 먼 곳부터 부드럽게 천천히, 사용할 수 모든 도구를 활용해서 애무를 한다. 특히 혀와 입술, 손가락 끝부

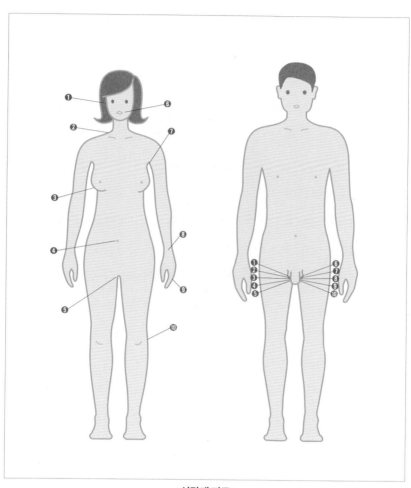

< 성감대 지도 >

분은 아주 에로틱하고 부드럽다. 그 외 아로마오일을 활용하거나 초코크
림이나 꿀, 시럽을 활용할 수도 있고, 깃털이나 붓, 스카프, 머리카락을 이
용하여 애무를 할 수도 있다. 상상할 수 있는 모든 것이 도구가 된다.

금성에서 온 여자의 뇌

남자와 여자의 뇌는 밤과 낮처럼 다르다. 서로 다르기 때문에 끌려서 결
혼도 하고, 살다보면 서로 다르기 때문에 이혼도 하는 것이다. '남자는 화
성에서, 여자는 금성에서 왔다'는 관점은 남녀가 극적으로 다르다는 면을
강조한 것이다. 해부학적으로, 혹은 태생학적으로 남녀의 뇌의 차이점들
을 발견하면 분쟁을 줄일 수 있고, 서로가 다른 이유를 이해할 수 있고 남
녀관계가 더욱 성장할 수 있다. 서로를 이해하게 되면 서로에 대해 좀 더
현실적인 기대를 가질 수 있고, 그렇게 되면 남녀관계는 훨씬 기쁘게 해결
해 나갈 수 있다는 것을 발견할 것이고, 좌절이나 실망, 분노는 사라질 것
이다.

언어와 청각에 관련되어서 여자는 남자보다 11%나 더 많은 신경세포
(neuron)를 가지고 있다. 정서와 기억을 형성하고 유지하는 부분인 해마
상 융기도 여자가 남자에 비해 더 크다. 그래서 여자가 감정을 더 잘 표현
하고, 미세한 정서적 경험을 더 잘 기억할 수 있다.

남자들은 단지 뇌의 한쪽만을 사용해서 듣는데 반해, 여자들은 양쪽
을 모두 사용한다. 여자들은 일곱 개의 청각적 정보를 동시에 듣고 이해하
고 처리할 수 있는데, 남자는 하나도 따라가기 힘들다. 그래서 여자는 한

꺼번에 여러 가지 일을 해결할 수 있고, 남자는 한 가지에 더 잘 집중할 수 있다.

남자의 뇌구조를 보면 섹스에 대한 생각이 가장 큰 영역을 차지하고 있다. 이에 반해서 여성들은 전화로 수다를 떠는 뇌구조가 남자들에 비해 발달해 있다. 남녀가 만났을 때 금성 여자와 화성 남자가 되는 것은 이같은 뇌구조에서 비롯된다. 그 간격을 좁히는 것이야말로 사랑을 완성해가는 방법이다.

여자는 남자보다 2-4배 더 좋은 청각을 가지고 있어서 어투도 구별할 수 있는데, 남성이 속으로 화가 났으면서도 겉으로는 아닌 척하려고 할 때 여성은 그걸 다 알아챌 수 있고 거짓말을 하는 것도 눈치 챌 수 있다. 특히 외도하는 남자가 거짓말을 할 경우 여자는 느낌으로 그것을 미리 알 수 있다. 하지만 남자는 여자의 이런 능력을 거의 따라할 수 없다.

여자의 뇌를 이해하고 나서 알 수 있는 것들

❶ 여자는 말로 스트레스를 푼다. 그저 자신의 얘기를 들어달라는 것이지 무언가를 해결해달라고 하는 것은 아니어서 남자는 여자의 이야기를 그냥 들어주면 된다. 이때 주의할 점은 그녀가 이야기를 할 때 누가 옳고 틀리다고 판단하지 말고 그냥 그녀의 편을 들어주면 된다.

❷ 그녀가 성관계를 거절하면 지금 그녀의 마음이 지금 편치 않거나, 그에게 화가 나 있거나, 서운하거나, 정말로 피곤한 것이다. 그럴 때 그녀의 이야기를 들어주고, 사랑한다고 얘기를 하고, 그녀가 필요한 것을 해결

해주면 그녀는 남자의 요구를 들어줄 수 있다. 먼저 그녀의 요구를 해결해주고 남자의 요구는 그 다음에 이야기하자. 예를 들어 그녀와 섹스를 하고 싶으면 먼저 집안청소를 해주거나, 친정을 방문하거나, 친정어머니 선물을 사준다. 그녀가 화가 난 이유를 해결해준다. 그러고 나서 그의 요구를 이야기한다.

❸ 여자가 가장 좋아하는 것은 그녀를 예뻐해주고 사랑해주고, 이야기를 잘 들어주는 것이다. 그러면 그녀는 그를 위해서 하늘의 달이라도 따다줄 것이다.

❹ 여자에게 우격다짐으로 무슨 문제를 해결하려고 하는 것은 분쟁과 범죄만 일으킨다. 여자는 말로 설득해서 스스로 행동하고 결정하게 해야 한다. 이때 사용될 수 있는 가장 강력한 무기가 주먹과 윽박지름이 아니라 사랑과 칭찬이다. 이솝우화에 나오는 '바람과 햇님' 이야기처럼 나그네의 옷을 벗기기 위해서 바람으로 해결할 것이 아니라 따뜻한 햇볕으로 해결해야 한다.

❺ 여자가 잘하는 것을 칭찬해주고 여자가 못하는 것을 남자가 보충해주고, 반대로 남자의 기를 살려주고 남자가 못하는 것을 여자가 커버해주는 것이 남녀의 뇌가 다르게 창조된 이유이다. 서로 다름을 이해하고, 서로 보충하고 서로 칭찬해주면 남녀는 잘 살아갈 수가 있다.

❻ 여자는 얼굴표정과 목소리에서 상대의 마음을 읽어내는 재능이 있다. 남자가 여자에 대해서 긍정적으로 대하지 않으면 여자는 부정적인 자아를 갖게 되고, 무엇이든지 삐딱하게 행동하게 된다. 남자는 절대로 여자의 마음을 읽는 능력이 없어서 웬만해서는 여자를 속이기 어렵다.

❼ 여자의 뇌는 사춘기를 지나면서 에스트로겐의 영향을 받아서 인간관계나 커뮤니케이션을 중시한다. 언어를 순발력 있게 구사하는 능력, 명확성이 요구되는 일에서 신속하고 요령 있으며, 섬세하며, 우정을 깊고 진지하게 유지하는 능력, 갈등과 분쟁을 조정하고 화해시키는 능력을 갖고 있다.

여자의 호르몬을 알자

◉ **유아기** _ 생후 6~24개월에 방대한 양의 에스트로겐이 분비된다. 언어 및 정서에 관련된 뇌중추가 발달한다. 이 나이에도 여자는 사교를 중요시하고 다른 사람의 표정과 감정에 관심을 갖는다.

◉ **사춘기** _ 에스트로겐 분비가 증가하고, 테스토스테론 분비는 줄어든다. 월경주기에 따른 호르몬의 변화를 경험하고, 사춘기 여자의 뇌는 남자들에게 얼마나 매력적으로 보이는가에 집착한다. 즉, 여자의 뇌가 된다.

◉ **임산부** _ 프로게스테론과 에스트로겐의 분비가 엄청나게 증가한다. 사회적 성공에 대한 관심은 뒷전으로 밀리고, 프로게스테론에 의해 뇌가 평온한 상태를 유지하고, 스트레스를 유발하는 뇌회로도 억제되어서 태아의 건강과 자신의 건강을 지키는 데에 모든 관심을 쏟는다. 사회적인 성공을 추구하던 여자도 아이를 잘 키우는 일을 더 중요시하게 된다. 즉, 여자의 뇌에서 엄마의 뇌가 된다.

◉ **수유기** _ 옥시토신, 프로락틴이 분비되고 스트레스 뇌회로, 섹스와 정서적 유대를 위한 뇌회로가 억제되는데 아기를 최대한 잘 돌보기 위한 신의 조치이다.

◉ **자녀양육기** _ 에스트로겐, 프로게스테론, 테스토스테론이 주기적으로 분비되고 옥시토신도 분비된다. 섹스에 관심이 줄어들면서 자녀에 대한 관심과 걱정, 양육에 따른 스트레스가 증가한다. 자녀를 건강하게 키우고 교육시키는 일에 모든 관심을 쏟는다. 이로 인해서 부부사이에 갈등이 생긴다. 남편보다는 아이 교육에 관심이 훨씬 많고, 당연히 남편과 하는 섹스에도 관심이 줄어들어서 섹스리스가 시작될 수도 있다.

◉ **갱년기** _ 에스트로겐의 수치는 낮고 약간의 테스토스테론이 있어 좀 더 호전적으로 변한다. 엄마의 뇌에서 여자의 뇌로 다시 돌아가고, 변덕스럽고 피곤, 걱정, 짜증이 늘어나는 반면, 감수성이나 정서적 감응력은 감소한다. 자녀는 다 키웠지만 성욕이 감소하고 여성이 남성화되어가는 시기이다. 이 시기에 여자의 뇌로 돌아가기 때문에 남편과의 관계가 좋아지기도 하지만, 에스트로겐 수치가 낮아서 성교통 때문에 섹스리스가 고착화되기도 한다. 남편과 자녀에 대한 관심이 사회에 대한 봉사활동이나 취미생활로 옮겨갈 수도 있다.

임산부, 수유기, 자녀양육기에는 여성호르몬 분비에 의해서 여자의 뇌가 엄마의 뇌로 변하기 때문에 여자는 성욕도 감소하고 모든 관심이 아이를 보호하고 양육하는 데 쏠린다. 그래서 이 시기에 남녀 간의 갈등이 생긴다. 계속 남자의 뇌로만 살아가는 남자와 달리 여자의 뇌는 엄마의 뇌로 한동안 살아가기 때문에 남편보다는 자녀에게 더 관심을 많이 쏟고, 결혼생활에서 부부의 갈등의 원인이 되기도 하고. 섹스리스나 이혼의 많은 이유가 된다.

남자보다 풍성한 여자의 언어

여자는 커다란 커뮤니케이션 중추를 갖게 됨으로써 남자에 비해 말을 많이 하게 된다. 실제로 남자들은 하루에 약 7000개의 단어를 사용하는 반면, 여자들은 약 2만 개의 단어를 사용한다. 그래서 남자는 여자의 말을 들어주는 것만으로도 많은 점수를 딸 수 있지만, 반면에 여자는 남자에게 많은 말을 하면 점수를 잃는다. 여성은 자신을 괴롭히고 있는 것에 대해 이야기를 하고자 하는 본성을 가지고 있다. 그렇게 할 때에 그녀의 뇌는 옥시토신을 더 많이 분비하게 되고, 그것은 스트레스와 긴장을 풀어주고 자연적으로 기분을 좋게 하는 효과를 얻기 때문이다.

남자에게는 길고 감정적인 대화는 역효과를 가져 온다. 남자들은 스트레스가 있으면 밖으로 나가서 술을 마시거나, 일터로 가거나, 혹은 컴퓨터 앞에 앉아 버리는 회피반응을 보이려고 한다. 만약 여자가 그 문제들을 곱씹으면서 그 문제에 대해 대화만 하고자 하고 남자가 그 문제를 처리할 수 있는 기회를 주지 않는다면, 그 대화로 인해 여자는 스트레스가 풀릴지 모르지만 남자에게는 그만큼의 스트레스를 가중시키는 결과가 된다.

    그래서 여자는 하고 싶은 일이 있을 때 자신의 이야기를 들어줄 수 있는 친한 여자친구가 있는 것이 좋다. 모든 것을 남자와 이야기하려 한다면 남자에게는 상당한 스트레스가 되거나 힘들어 할 것이다. 모든 것을 남자와 이야기하려 하지 마라. 좋은 이야기, 재미있는 이야기, 행복한 이야기를 하고, 힘든 것이나 스트레스 받는 것 중에 골라서 남자에게 이야기해라. 되도록 서로의 이야기를 듣고 할 수 있는 친한 여자친구를 만들어라. 남자와는 되도록 꿀만 나누어라.

남자의 해부학

단순하지만 쓸모 있는 남자의 몸

남자들의 성기는 여자들의 그것에 비해서 단순한 것이 사실이다. 오죽하면 '달랑 불알 두 쪽 차고 태어났다'고 했을까? 그러나 남자의 신체 중에서 가장 중요한 부분이다. 생리적인 일을 해결하는 기능 외에도 정말 중요한 기능들이 여기에 다 모여 있다. 대를 이어갈 수 있는 씨앗주머니이기도 하고, 평생 섹스를 하는 데 꼭 필요한 무기이기도 하다. 남자들의 성기가 제 기능을 못한다는 건 사형선고를 받는 것과 다를 바 없다. '아침에 발기가 되지 않는 남자에겐 돈도 빌려주지 말라'는 속담은 어쩌면 남자에게 성기능이란 삶을 지탱하는 힘의 원천으로 여겼기 때문일 것이다.

그렇게 중요한 심볼에 대해 얼마나 많이 알고 있을까? 또 잘 관리하는 방법을 알고 있는 남성들은 얼마나 될까? 유감스럽게도 그 숫자가 많지 않은 것이 사실이다. 남성 심볼의 모든 것을 알아보자.

남성의 외성기

◎ 귀두(끝부분)

음경의 끝부분. 이 부위는 남자에게 엄청난 성감대이다. 이 부위를 정성스럽게 구강성교를 해주면 평생 남자에게 사랑받을 수 있다.

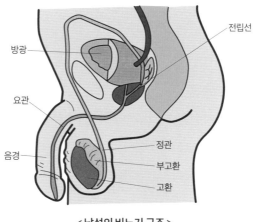

전립선
방광
요관
음경
정관
부고환
고환

< 남성의 비뇨기 구조 >

◎ **음경**(몸체)

막대기모양, 페니스. 음경 안쪽에는 요도와 해면조직으로 된 3개의 원통이 있다. 해면조직으로 된 3개의 원통은 모세혈관으로 이루어져 있고, 자극에 의해서 혈관이 차면서 원통이 팽창하면서 발기한다. 그 3개의 원통은 음경해면체와 요도 해면체라고 하는데, 이 해면체에 피가 꽉 차면 100% 발기가 되지만, 70%만 피가 차면 70% 발기가 된다. 해면체는 모세혈관으로 이루어졌는데, 혈액순환이 안 될 경우 모세혈관에 가장 먼저 문제가 되기 때문에 발기가 안 되게 된다. 옛말에 '아침 발기가 안 되는 남자에게는 돈도 꿔주지 말라'고 하는데, 그 이유는 발기가 안 되는 남자인 경우 5~10년 후에 심장마비나 뇌출혈 같은 위험한 질환이 오기 때문이다.

남성의 음경은 '제2의 심장'이라고 불릴 수 있다. 음경의 강직도가 약해지거나 발기부전이 오는 이유는 음경으로 가는 혈관에 동맥경화가 생겨서 오는 경우가 많다. 따라서 발기부전은 심혈관질환의 초기증상이고, 음경에 문제가 있으면 심장에 문제가 있을 수 있다. 발기부전 환자의 20%는 관상동맥 질환을 갖고 있는 것으로 조사되고 있고, 남자에게 있어서 음경의 발기부전이나 강직도의 저하는 건강의 적신호이다. 그래서 남자의 경우 발기가 안 되거나 강직도가 약해지면 일단 건강검진을 받고 거기에 맞는 치료를 하면서 운동도 하고, 등산도 다니고, 금연이나 금주도 하고, 고혈압이나 당뇨, 고지혈증 같은 성인병을 치료하고 관리해야 한다.

페니스의 길이는 평균 약 10㎝로, 발기했을 때 짧은 사람의 팽창률이 더 커서 발기 시 길이 차이는 적다. 발기된 페니스의 평균 길이는 약 12.5~17.5㎝로 여자를 만족시키는 데는 6㎝ 정도면 된다. 남성의 자신감에는 길이나 두께가 관계가 있어서 많은 남성이 비뇨기과에서 음경을 키우는 수술을 한다. 하지만 여성들에게는 사이즈보다 사랑스럽게 보듬어 주는 손길, 애정 어린 키스가 더 중요할 수도 있다.

◎ **정관**

정관의 크기는 30~35㎝로, 정자는 1시간에 0.5㎝ 운동을 하고 1㎝ 이동할 때 1000번 운동을 한다.

◎ **항문**

전립선에 근접해 있고 말초신경이 집중되어 있는 항문은 매우 예민한 성감대이다. 음경이나 항문 모두 아주 강력한 성감대이다. 게이인 경우 항문

섹스를 주로 하게 되는데 항문과 전립선을 자극하는 것이 매우 강력한 쾌감을 주기 때문이다.

◎ 회음

회음은 성기관의 핵심으로서 도교 방중술 수련자들은 이를 '삶과 죽음의 문'이라 불렀다. 회음 중간에 쏙 들어가 있는 부위를 '백만불점'이라고 부르는데, 이 부위를 꼭 누르면 전립선이 마사지가 되기도 하고 사정을 조절하기도 한다. 옛날에 그 부위를 누르면 조루를 치료하고 멀티오르가슴을 느낄 수 있는 포인트라는 것을 가르쳐 주면서 백만불을 받았다고 해서 그런 이름이 붙여졌는데, 그 이유는 그 부위를 누르면 사정이 참아지고 사정을 나눠서 할 수 있어서 멀티오르가슴을 느낄 수 있는 도교 방중술의 한 방법이었다고 한다. 사정을 조절하고 싶은 분은 백만불점을 잘 활용해보기 바란다.

◎ 유두

자신의 유두가 성적으로 민감하다는 사실을 발견하고는 놀라움을 금치 못하는 남성들이 의외로 많다. 남성 중에 유두가 성감대인 분이 의외로 많다. 유두, 유륜도 잘 애무해보기 바란다.

◎ 정낭

고환에서 만들어진 정자는 정소상체를 거쳐 정관으로 들어간다. 정관은
사정낭을 거쳐 요도에 연결되어 있다. 정낭은 알칼리성 프룩토스를 함유
하는 액체를 만들어내 질 분비물의 산성을 중화시켜서 정자가 잘 움직일
수 있게 해주기도 하고, 프룩토스가 정자의 에너지원이 되어 움직일 수 있
도록 돕는 역할을 한다.

◎ 음낭

페니스의 하부 느슨한 주머니 안에는 고환이 있다. 춥거나 성적 자극을 하
면, 특히 사정이 가까워질 때 음낭의 근육이 수축해서 고환을 몸 가까이
끌어당긴다. 보통 때는 고환이 몸에서 떨어져서 체온보다 낮은 온도를 유
지하는데, 이런 낮은 온도가 되어야 정자를 생성할 수 있다.

◎ 고환

고환은 두 개의 포도알 모양의 타원형으로 한 개의 고환이 다른 한 개의
고환보다 아래에 위치해서 서로 충돌을 막는다. 보통 왼쪽 고환이 더 아래
쪽에 있다. 고환의 안에는 레이디히 세포가 있어서 테스토스테론이라는
호르몬을 만들어서 남성을 남성답게 해준다. 정세관 속에는 세르톨리 세
포가 있어서 사춘기 때부터 죽을 때까지 정자를 만들어낸다. 그래서 남자
는 평생 아이를 가질 수 있다. 여자와 남자의 차이점 중에 하나가 여자는

50대 가까이 되면 난소에서 난자를 생성하지 않아서 임신을 할 수가 없는데 남자는 평생 임신을 할 수 있다는 것이다. 그 이유가 고환에서 평생 정자를 만들어내기 때문이다.

◎ 부고환

5~6m로 부고환 통로가 2~3㎝ 폭으로 밀집해 있는데, 정자 통과 시 1~2주 시간이 걸리고 그 시간동안 정자가 성숙한다.

◎ 전립선

요도를 조그만 도넛같이 에워싼다. 알칼리성의 액체를 생산하고, 그 액체는 사정 때 정관과 정낭의 사정관 가까이에 있는 도관을 거쳐 요도로 흘러간다. 건강한 전립선을 위해 주기적으로 배출해주는 것이 좋은데, 중년 주 1~2회, 노년 월1~3회 주기적 정액 배출이 전립선을 튼튼하게 한다. 중년에 전립선비대증이 많은데 원인은 테스토스테론과 에스트로겐의 증가 때문이고, 오줌발, 사정발이 약해진 경우 전립선비대증 검사를 해보는 것이 좋다. 남자의 전립선비대증은 여자의 자궁근종만큼 흔하다. 그래서 규칙적으로 전립선 검사를 하는 것이 좋다.

◎ 쿠우퍼선

요도 아래쪽에 완두콩 크기로 위치하며, 흥분하면 요도를 윤활하게 하는 액체를 분비한다. 이 투명한 액체는 사정 전에 분비되는데, 이때 정자가 3천 마리 정도 들어있을 수 있다. 그래서 가끔 체외사정 시에도 임신이 될 수 있다. 때문에 체외사정으로 피임하는 것은 불완전하다.

◎ **정액**

남성이 1회 사정할 때 1억 천만에서 6억 개의 정자가 나오는데, 평생 7천 회, 200리터 정도 사정한다. 정액은 찻숟가락 하나 정도로, 정자는 정액 전체의 한 방울도 안 된다. 정액의 1/3은 전립선에서 분비된 액체이고, 2/3는 정낭에서 분비된 액체이다. 정액의 색깔은 흰색, 노란색, 회색으로 다양하고, 정액의 맛과 양은 그 사람의 식사, 건강상태, 사정의 빈도에 따라 다르다.

정액의 효능

• **피부** _ 독일 슈투트가르트 대학 의학부의 Mozarrella Schnizer 교수는 남성 정액 내에 CGF(Collagen Growth Factor)가 다량 함유되어 있는데, 이것은 피부탄력을 유지하는 단백질인 콜라겐의 원료물질인 콜라제노겐의 생체 내 합성을 촉진하고 화장품에 즉각 응용이 가능하다고 독일 피부미용 학회지 최신판에서 보고했다.

• **자궁경부암, 난소암, 유방암 예방 효과** _ 서울성모병원 배석년 교수팀이 5년간의 연구 끝에 정액 속 물질이 자궁경부암 예방에 효과가 있다는 결과를 발표했다. 자궁경부암을 일으키는 바이러스에 감염된 여성을 상대로 실험했는데, 정액 속 복합물질로 치료받은 여성은 64%, 일반 치료를 받은 여성은 15%로 치료결과가 나왔다. 박래옥 서울성모병원 산부인과 외래교수는 정액 추출물질이 자궁경부암 바이러스가 복제하

는 유전자 전사과정을 선택적으로 차단하면서 바이러스를 죽이는 것으로 나타났다고 설명했다. 이 임상연구 결과는 미국 산부인과암학회지 (Gynecologic Oncology)에 실렸다. 박 교수는 2003년 정액에서 추출한 복합물질이 난소암을 예방할 수 있다는 연구결과를 내놓기도 했다. 국내외 의학연구진은 그동안 정액이 유방암, 난소암 등을 억제한다는 연구 결과를 내놓았다.

• **혈압을 낮춰주는 효과** _ 영국의 한 연구보고에 따르면 구강성교를 하면서 정액을 삼킨 여성들은 임신중독증의 위험이 많이 낮아졌다고 한다. 오르가즘을 느끼고 나면 마음이 안정되고 그에 따라 숙면을 취할 수 있기 때문에 성행위를 통해 우울증과 스트레스 완화 효과도 기대할 수 있다.

• **다이어트 효과** _ 독일 함부르크대학의 교수 잉그리트 플레처가 1년 동안 200명의 여성을 대상으로 연구한 결과 정액이 다이어트에 효과가 있다고 한다. 오랄섹스를 하면서 정액을 삼킨 여자와 그렇지 않은 여자를 나누어 비교해보니, 체중 증가율이 정액을 삼키는 집단이 약 48% 적었다. 즉, 정액을 뱉은 집단이 1kg, 정액 매니아 여성들은 500g 정도만 체중이 늘어났다. 정액 내의 특별한 성분과 섞인 알카리물질은 칼로리 연소효과가 뛰어나다는 게 플레처 교수의 설명이다.

• **노화 방지, 수명 연장** _ 스위스 그라츠대 교수가 이끄는 연구팀이 정액 속에 들어 있는 스페르미딘이라는 물질이 효모, 파리, 지렁이, 생쥐의 노화를 방지해주며, 인체의 혈액세포 손상을 막아준다는 연구보고서를 냈다. 광대파리에 스페르미딘을 주사했더니 평균 30%나 오래 살았고, 지

렁이의 수명도 15% 길어졌으며, 인간의 경우엔 수명이 최대 25년까지 늘어날 수 있다고 보도했다.

남자의 성감대는 단순하다

남자의 성감대는 거의 대부분 음경에 모여 있다. 남자의 음경의 구석구석을 터치해주거나 구강성교를 해주면 자기 남자를 다른 여자에게 절대로 뺏기지 않고, 남자는 자신이 그녀에게서 충분히 존중받고 사랑받았다고 생각하고 행복해 한다. 동물이든 인간이든 자기를 예뻐해주는데 싫어하는 경우는 거의 없다. 특히 음경을 빨아주거나 잘 만져주기만 해도 경락마사지 100번 받는 것 보다 훨씬 기분이 좋은데, 자기를 기분 좋게 해주는 여자를 어떻게 사랑하지 않을 수 있겠는가?

여자들이 남자가 자기를 사랑해주지 않는다고 찾아오는데, 남자에게 사랑받는 방법은 의외로 간단한다. 남자가 행복해 하는 곳을 잘 애무해주면 된다. 경락마사지를 받으면 행복하듯이 남자의 음경을 혀로 마사지해

< 남자의 성감대 >

❶ 귀두 : 막대기
❷ 소변이 나오는 구멍 근처 : 귀두 끝부분 구멍
❸ 음경과 귀두 사이에 융기된 부위 : 포경 수술한 부위 중 올라온 부위, 귀두 머리 부위
❹ 페니스의 밑부분에서 귀두까지 뻗은 소대 : 막대기 아랫부분에서 피부주름이 삼각형 모양으로 모인 부위 부분이 가장 예민하다.
❺ 뇌, 고환, 항문, 유두, 귀, 무릎 뒤쪽, 발가락 등등 몸의 모든 부위는 성감대가 될 수 있다.

주면 남자는 아주 행복해진다. 그렇게 해주면 그는 그녀를 위해서 하늘의 별도 따다줄 것이다. 이 방법이 안 통한다면 다른 이유를 찾아야 한다.

화성에서 온 남자의 뇌

남자의 뇌는 여자의 뇌와 다르다. 다르기 때문에 매력적이고, 다르기 때문에 서로 끌리고, 그리고 다르기 때문에 다툼이나 이혼의 이유가 된다.

행동과 공격성을 지배하는 뇌 중추는 남자가 여자에 비해 좀 더 크다. 성적 충동에 할애된 뇌공간도 남자가 여자에 비해 2.5배 더 크다. 평균적으로 여자가 하루에 1회 정도 성적 충동을 느끼는 반면에, 남자는 52초마다 성적 충동을 느낀다. 남자가 성욕이 강한 것은 짐승스러워서가 아니라 남성스러운 것이다. 그래서 이런 남성의 정상적인 행동에 대해서 여자는 정상적인 건강한 남성으로 이해를 해주어야 한다. 특히 그것이 자기의 남편일 경우는 더욱 그렇다.

성욕이 강한 남성에게 규칙적인 성관계를 할 수 있는 여자가 없다는 것은 잠재적인 성범죄의 원인이 된다. 이럴 때 남자는 규칙적인 성관계를 할 수 있는 여성을 만드는 것이 가장 급하게 해결해야 할 문제이다. 요즘처럼 여성상위의 시대에 허락받지 않은 성적 행동은 범죄의 원인이 되기 때문에 남자는 자신의 성적 에너지를 쏟을 상대를 반드시 만들어야 한다. 파트너가 없는 남성에게 강한 성욕은 저주일 수 있다.

대부분의 남자는 행간을 잘 읽지 못한다. 특히 여자의 말이나 의도를 잘 파악하지 못한다. 그래서 여자는 남자에게는 반드시 직설적으로 설명을 해주어야 한다. 만약에 알아서 해주기를 바라면 서운하고 오해하고 자주 싸우게 되어서 결국 사소한 일로 이혼을 하게 된다. 특히 남자에게 무엇을 바랄 때는 직접화법을 써라.

남자의 호르몬을 알자

남성호르몬인 테스토스테론은 커뮤니케이션 중추에 있는 세포들을 죽이고 섹스와 공격 중추에 있는 세포들을 점점 더 성장시킨다. 남성호르몬은 남자를 더 남자답게 만들고 정복, 성취, 열정, 경쟁, 성욕 등 남자에게 필요한 힘의 원천이 되기도 하지만 성폭행, 강간, 폭력의 원인이 되기도 한다. 남자에게 반드시 필요하고 그로 인해 남성을 성공시키기도 하지만 때로는 추락하게 만들기도 하는 호르몬이다. 나의 동생이나 오빠, 남편이 남성호르몬 조절이 안 되어서 하는 행동에 대한 이유에 대해서 설명이 되었는가?

남아의 뇌는 여아의 뇌와 달리 사회적 관계를 적극적으로 추구하지 않는다. 과도한 테스토스테론의 분비가 사회적 관계를 맺기 위한 감수성과 관련된 뇌회로의 일부를 제거해버리기 때문이다. 남자의 놀이는 관계 중심적이지 않다. 대부분 사회적 위치, 권력, 영토 방어에 필요한 물리적인 힘과 관계된 것들이다. 그것이 남자의 세계이다.

호르몬에 의한 남성의 뇌의 특성을 잘 파악하고 이해한다면 여자가 남자에게 상처를 받거나 서운하게 생각할 이유는 없어질 것이다. 그래서 남자는 길을 헤매면서도 남에게 길을 잘 물어보지 않는 것이고, 돈도 잘 벌어오고 사회적으로 성공하면서 여자에게도 잘하는 것은 어쩌면 매우 어려운 일일지도 모른다. 자기의 남자가 테스토스테론이 지나치게 높은지 낮은지에 따라 특성이 다르겠지만, 그 정도에 따라 각각 장단점이 있다. 그래서 자신의 남자에게 적당하게 욕심을 내고 적당하게 양보하면서 살아야 하지 않을까 싶다.

테스토스테론이 지나친 남자는 사회적으로 매우 호전적으로 행동을 하고, 성욕도 강하고 약간은 폭력적이지만 매우 남성적인 매력을 가지고 있다. 'me too' 운동의 가해자들은 테스토스테론이 높은 남성일 가능성이 많다. 사회적으로 성공을 했고 매우 창조적이고 열정적이지만 여자와 소통이 어렵고, 여자의 거절의 행동을 잘 못 알아듣거나, 허락으로 알아듣거나, 여자의 허락은 필요가 없다고 생각하는 마초 기질이 있는 남성들이다. 그래서 그에 대해서 좋게 생각하면 매우 박력 있고 남성적이라고 느낄 수도 있고, 그를 싫어하면 거칠고 무례하다고 생각할 수도 있다.

테스토스테론이 약간 낮은 남성은 여성에게 친절하고 배려를 잘하고 이야기를 잘 들어주지만, 성욕이 약하고 그리고 남성다운 패기가 부족할 수 있다. 남성적이면서도 부드럽고, 배려를 잘 해주면서도 남성스러운 남자를 동시에 갖기는 힘들다는 뜻이다.

테스토스테론은 인생의 시기에 따라 분비되는 양이 다르다. 젊었을 때는 매우 왕성하다가 남성 갱년기가 다가오면 호르몬 분비가 적어지면서 남성도 여성과 비슷해지기 시작한다. 이럴 때 남성도 여성처럼 남성호르몬 보충요법이 필요할 수 있다.

거친 남자의 언어

뇌는 '성별언어(genderlect)'를 설정한다. 2~5세 아동의 언어를 연구한 결과 여자아이들은 대체로 '하자'라는 단어를 사용해서 협동적인 제안을 한다. 여자는 다른 사람에게 무엇을 하라고 직접적으로 지시하거나 강요하는 언어 대신 합의에 이를 수 있는 언어를 어렸을 때부터 사용한다. 하지만 남자아이들은 명령하고, 시키고, 뻐기고, 위협하고, 윽박지르고, 상대방의 제안을 무시하는 언어를 사용한다.

경쟁은 남자아이들의 중요한 기질 중 하나다. 남자아이들이 여자아이들의 말을 일상적으로 무시하는 것은 그 때문이다. 이것은 교육에 의한 것이 아닌 남녀의 뇌의 차이 때문에 생긴 성별언어의 차이인 것이다. 이런 것들은 그냥 타고 나는 것이고, 그래서 이런 문제로 분쟁을 하거나 상처를 받으면 그가 남자이기를 포기하라고 말하는 것과 같다. 그냥 남녀의 뇌의 차이일 뿐이다. 남자의 말이 거칠거나 강압적인 것은 그냥 남자의 특성일 뿐이다. 그로 인해 상처를 받을 필요는 없을 것 같다. 그냥 어려서부터 그렇게 자라온 것이다.

말 한마디로 만리장성을 쌓는다

언어가 중요한 이유는 말로 사람을 치유할 수 있고, 기운을 살려줄 수 있고, 특히 인간의 성반응의 첫 번째 단계인 흥분을 시키거나 성욕을 만드는 데(Desire, Excitement) 관여하는 것이 부교감신경이기 때문이다. 기분 좋은 말, 칭찬, 감사의 말을 들으면 부교감신경이 활성화되고, 발기가 되고 애액이 나오는데 기분 나쁜 날, 화가 나는 말, 꾸중을 들으면 발기가 줄어들고 애액이 나오지 않기 때문이다. 그럴 경우 성관계는 최악이 된다.

즉, 말로 지옥을 만들 수도 있고 천국을 만들 수도 있다. 그런데 그 말을 하는 것은 자유의 의지이고 마음먹기에 따라 어떤 말을 할 것인지 스스로 결정할 수가 있다. 어떤 시점에서 어떤 말을 하느냐는 항상 모든 사람의 선택이다. 사랑하는 사람과 항상 좋은 말만을 하고 살 수는 없다. 하지만 굳이 성관계 전에 싸우거나 몇 시간 전에 화가 난 것을 꼭 그 시간에 얘기를 할 필요가 있을까? 만약에 말을 해야 한다면 섹스를 한 후에 기분 좋을 때 와인 한 잔 하면서 좋은 말로 얘기하면 되지 않을까?

반드시 기억해야 할 것은 남자의 발기와 여자의 애액은 부교감신경이 좌우한다는 것과, 그러기 위해서는 칭찬과 감사와 사랑한다는 말을 많이 해야 한다는 것이다. 이것이 정말로 중요하다. 남녀가 지옥에서 사는 집안, 부부싸움이 끝나지 않는 집안은 서로를 인정해주지 않고 사랑받는다는 느낌을 못 받기 때문인 경우가 많다. 사람은 사랑을 받아야 사회에 나가서 잘 지낼 수 있고 남들에게 여유로워질 수 있다. 그런데 사랑을 받지 못하면 사랑을 채우기 위해서 계속 무언가를 찾아다니고 그리고 남들에게 까칠하게 대하게 된다. 왜냐하면 우리는 사랑받기 위해서 태어났기 때문이다. 만약에 나의 부인이나 남편이 밖으로 돈다면 그것은 사랑이 충분히 채워지지 않았기 때문이다.

사람이 사랑받았다고 느끼기 위해서는 인정하는 말, 함께 보내는 시간, 선물, 스킨십, 도와주는 행동 등이 필요하다고 한다. 상대방의 감정 탱크를 상대방이 원하는 방식으로 채워주어서 사랑받는다는 느낌을 받게 해주어야 나도 사랑을 받을 수 있다. 내가 먼저 사랑을 주어야 나도 사랑을 받을 수 있다. '상대방이 사랑할 때까지 나는 아무것도 주지 않을 거야!' 라고 생각하면 나는 평생 절대로 사랑을 받을 수 없다. 먼저 인정하고, 먼저 감사하고, 먼저 사랑을 주어야 한다.

사랑은 주고받는 것이다

　남녀의 해부학을 마스터하면 나와 사랑하는 사람을 어떻게 사랑할 수 있을지 아이디어와 실천방법이 떠올랐을 것이다. 남녀가 차이가 나는 것은 사실이지만, 그렇다고 모든 남성이나 모든 여성에게 이것이 적용되는 것은 아니다. 특히 뇌, 호르몬, 언어는 사람마다, 나이에 따라, 개인적으로도 차이가 있다. 다만 남녀의 차이를 인정하고, 이해하고 행동하면 고무다리를 긁는 일은 적어질 것이다.

　인간관계는 결국 'give and take'이다. 주는 것이 있으면 받는 것이 있고, 받는 것이 있어야 주는 것이 있다. 한쪽 잔만 채우는 관계는 어쨌든 오래 갈 수가 없다. 그래서 상호 노력을 해야 하는 것이고, 그리고 그 노력을 제대로 하기 위해서 서로를 알아야 하는 것이다. 상대방이 원치 않는 것을 계속 줘봤자 상대방을 절대로 감동시킬 수가 없기 때문이다. 상대방을 파악하기 위해 남녀의 해부학, 성감대, 뇌, 호르몬, 언어를 통해서 설명을 했고, 그것에 대한 이해가 있었다면 이제 실천으로 들어가봐야 한다.

　나는 여성해방론자도 아니고 남성을 편드는 것도 아닌 그저 남녀의 차이를 책을 통해서, 상담을 통해서, 주위에서 일어나는 일을 보면서 느끼는 것을 말하고 싶은 산부인과 의사이다. 그동안 내가 남녀의 뇌, 호르몬, 생리에 대한 책을 읽으면서 느낀 것은 진화생물학적으로 남녀는 정말로 다르게 진화했다는 것이다. 지금 21세기를 살면서 여권신장이 되고 SNS가 발달하면서 다른 사람의 모든 행동을 보게 되었는데, 성욕이 강한 남자

중에 여자와 소통을 잘 못하는 남자들이 범죄자가 되고 있는 현실을 잠깐 얘기하고 싶다.

지난 몇 년간의 큰 변화로 인해 '남자의 지나친 성욕은 재앙'인 시대가 되었다. 특히 '여자에게 허락받지 않은 성적인 행동이나 말은 범죄'가 되고 있다. 만약에 술기운에 혹은 너무나 아름다워서 실수를 했다면 반드시 그는 그녀에게 진심어린 사과를 해서 용서를 구해야 한다. 그렇지 않으면 그는 범죄자가 되어서 가족에게 혹은 사회에서 완전이 웃음거리나 조롱거리가 될 것이다. 60억 역사를 통해서 진화한 바로는 남자들이 섹시한 여자에게 말을 걸고, 만지고 싶고, 그녀를 자기 것으로 만들거나 씨를 뿌리고 싶겠지만, 21세기에는 이성적으로 자제를 하든지 그녀에게 동의를 구해야 한다는 걸 명심해야 한다.

닥터 박의
Q&A

Q 공무원으로 정년퇴직한 60대입니다. 저는 매일매일 섹스를 해야 삶의 활력을 느끼는 섹스중독자입니다. 퇴직 이후 등산을 주로 다니다보니 남아도는 힘을 쓸데가 없어서 고민입니다. 그런데 집사람은 귀찮다면서 섹스를 거부합니다. 매일 불면의 밤을 보내고 있습니다. 어찌하면 좋을까요?

A 선생님 같은 분이 가끔씩 있습니다. 매일 섹스를 통해 성적 긴장을 풀어야 다른 일을 할 수 있는 거죠. 지금으로서는 성욕을 감소시키는 길 외에 다른 방법이 없어 보입니다. 식욕억제제를 복용하는 것을 권해봅니다. 식욕이 억제 되는 약은 성욕도 감소시킵니다.

———

Q 평범한 40대 후반의 주부입니다. 남편이 어느 날 고혈압이 생기면서 고혈압약을 먹고 발기가 안 되기 시작했습니다. 매일 섹스를 하자고 할 때는 남편이 지겨웠는데 막상 발기가 안 되니까 제가 견디기 힘듭니다. 남편 몰래 남자친구를 사귀어 볼까도 했지만 양심이 허

락하지 않습니다. 그러다보니 우울증까지 생겼습니다. 비아그라 처방도 받아봤지만 소용이 없습니다. 어떻게 하면 좋을까요?

A 우선 비뇨기과에 가서 정확한 진단을 받아보세요. 발기불능이 일시적인 것인지 아니면 영구적인 것인지 확인해야 합니다. 만약에 영구적인 것이라면 남편에게 인공페니스 수술을 권해보세요. 남편이 그 정도까지 원하지 않을 수도 있지만, 어느 날 갑자기 발기가 안 되는 것을 받아들일 수 없는 남자들은 비뇨기과에 가서 상담을 받다보면 마음이 바뀔 수도 있습니다.

———

Q 50대 후반의 전문직 여성입니다. 30대 이혼 이후에 줄곧 혼자 살아왔지만 예쁘고 매력적이었기에 외로움을 모르고 살 수 있었습니다. 그러나 나이가 들면서 관심을 가져주는 남자들도 없고, 제 스스로도 외모에 자신이 없어졌습니다. 아직 마음속에서는 멋진 애인과의 섹스를 꿈꾸는데 어떻게 하면 좋을까요?

A 자존심을 버리고 자신의 현재 모습을 인정하는 것이 무엇보다 필요합니다. 나이가 들면 조금 먹고, 말은 적게 하고, 지갑을 열라는 말이 있습니다. 사랑도 이기적이면 상대를 찾기 힘듭니다. 내가 나이가 많고 더 이상 매력적이지 않은데 젊고 매력적인 파트너를 찾는 것은 이기적인 생각입니다. 70억의 인구가 있다고 해도, 반은 남자고 반은 여자라고 해도, 내 마음에 드는 파트너 한 명을 만나기가 얼마나 어려운 일입니까? 나를 내려놓으면 사랑도 찾아옵니다.

———

Q 이쁜이수술은 필요한가요? 어떤 사람에게 필요한지 가르쳐 주세요.
A 질의 수축력이 약해지면서 예전보다 조이는 느낌이 적고, 마찰력이 떨어지면서 성감이 떨어진 여성분에게 좋습니다. 성관계 시 질방구라고 하는 방구소리가 나거나 페니스가 빠지는 경우, 혹은 남편이 자꾸 질이 헐겁다고 얘기하거나 성관계를 하면서 질을 쪼여보라

고 얘기하는 경우, 섹스가 재미없다고 불만족을 호소하는 경우, 혹은 섹스리스일 경우, 서로의 부부관계에 뭔가 변화를 주고 싶을 때 좋은 수술입니다. 또, 새로운 파트너를 만났는데 그 전 파트너가 나보다 젊은 여성이었을 경우, 재혼하려고 할 때 남성이 외도를 할 경우 이쁜이수술을 고려해보세요. 수술을 하고 나면 '날마다 처녀'와 섹스를 하는 것처럼 질이 좁아집니다.

그 외에 치료나 예방 목적으로 이쁜이수술을 하게 되는데, 출산이나 잦은 유산으로 인해 자궁이 밑으로 쳐져서 밑이 빠진 것처럼 느껴지거나, 의사가 진찰상 질이 빠졌다라고 얘기하는 경우가 그것입니다. 이쁜이수술 후에 남편과 잠자리가 잦아지면 여자의 피부가 너무 좋아집니다. 효과적인 이쁜이수술을 위해서는 남편이 발기되었을 때의 페니스 사이즈와 두께를 실로 재어서 의사에게 알려주는 것이 좋습니다. 수술 후 애액이 많이 나오게 하기 위해서는 질 레이저 시술을 사용해서 질벽의 콜라겐 생성을 돕는 방법도 있습니다.

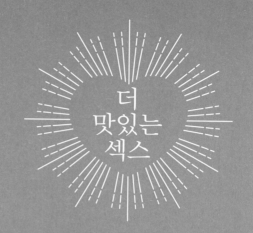

더
맛있는
섹스

더 맛있는
섹스

오르가슴을 부르는 체위

체위란?

부부생활이 늘 변화가 없다면 즐거움도 없다. 성행위 시 두 사람만의 체위를 개발하여 함께 즐길 수 있다면 금상첨화다. 성적 자극의 부위와 정도는 체위에 따라 달라진다. 여러 가지 체위를 부담 없이 쓰는 것은 성생활에 재미와 즐거움을 준다. 단지 생식을 위해서만 교미를 하는 동물과 달리 사람은 사랑을 표현하는 다양한 방법을 알고 있다.

필자는 연구를 위해 그동안 수많은 체위에 대한 책을 섭렵해왔다. 오르가슴을 일으키는 체위, 코스모폴리탄 체위, 4세기의 힌두교 성안내서인 <카마수트라>, 도교 방중술, <소녀경>, 365일 체위 등등. 그것을 읽고 처음에는 너무 방대하여 고민만 늘었다. 하지만 여러 가지 책을 읽고 통달한 게 있다. 그것은 아무도 안 가르쳐준 비밀이다.

남성은 어떤 식으로든 사정을 하면 오르가슴에 오를 수 있다. 하지만 여성은 그렇지 않다. 어떨 때는 느끼고 어떨 때는 못 느낀다. 왜 그럴까? 그래서 여러 성의학자가 연구를 했고, 여러 가지 책이 나왔다. 어떻게 뜨거운 밤을 보내고, 어떻게 여성을 오르가슴에 오르게 만들까? 그것이 모든 남성들의 고민이다. 모든 남성의 섹스 목표는 첫 번째 자신이 사랑하는 여자가 행복해지고, 두 번째 자신도 행복해지는 것이다. 그래서 동서고금을 막론하고 많은 사람들이 섹스의 질이나 능력을 높이기 위해 창조적인 성적 체위를 찾으려고 애를 썼다.

그 많은 체위를 보다보면 따라 하기가 너무나 어렵고, 이름도 각각이고, 외우기도 힘들고, 그렇다고 초보 요리사가 책을 보고 요리하듯이 책을 보고 따라 하기도 어려운 부분이 있다. 무엇 때문에 그렇게 많은 체위가 나왔을까?

체위에는 일단 기본체위가 있다. 남성상위, 여성상위, 좌위, 입위, 측위, 후배위가 가장 기본이다. 그것을 기본으로 다른 체위들은 변형이 된다. 하기가 가장 어려운 체위는 여성이 물구나무서기를 하고, 남성이 삽입할 때마다 여성의 머리가 바닥을 치는 체위인데, 인도의 <카마수트라>에 보면 그런 체위도 있다. 여성을 혼내주기 위해 적합한 체위이지만, 아마도 체조선수나 요가선수들이나 할 수 있는 체위일 것 같다.

이런 기본체위를 기본으로 다리를 벌리거나 오므리거나, 무릎을 꿇거나 굽히거나 펴거나, 남성이 리드하거나 여성이 리드하거나, 장소를 바꾸거나, 오른쪽에서 접근하거나 왼쪽에서 접근하면서 계속 변형이 시작된다. 체위는 300개가 넘어도 결국 6가지 기본체위가 기본을 이룬다.

체위가 300가지나 되지만 결국 그렇게 체위가 많은 이유는 커플마다 어떤 체위에서 오르가슴을 느끼는지가 다르기 때문이다. 그래서 자신의 여성이 오르가슴을 느끼는 체위를 발견했다면 그렇게 많은 체위가 필요가 없는 것이다.

여성의 클리토리스와 G-spot을 잘 자극해서 오르가슴을 느끼는 체위를 발견하는 것이 그렇게 많은 체위가 있는 이유이다. 남성의 페니스 길이나 두께, 휜 정도가 다르고 여성의 질의 길이나 휜 정도가 다르기 때문에 궁합이야기가 나오고, 커플마다 다른 체위에 의해서 오르가슴에 오르는 것이다. 즉, 100명의 커플이 100가지 다른 체위에 의해서 오르가슴에 오른다는 의미이다. 그래서 여러 체위를 실험하여 가장 오르가슴에 잘 오르는 체위를 골라야 한다.

매일 밤 여러 가지 체위 중에서 한두 가지를 테스트 해보고 오르가슴에 오르는지, 시간은 얼마나 걸리는지 적어본다. 다음날 또 다른 체위를 시도해보면서 어떤 체위가 우리 커플에게 가장 적합한지 테스트를 해본다. 가장 중요한 것은 서로간의 배려와 사랑이 기본이 되기 때문에 공식처럼 되지 않는다. 마음의 문을 열고 상대방을 배려하면서 조심스러운 탐색이 되어야 한다.

한국인들은 섹스 시 평균 3~4가지 체위를 사용하는 것으로 알려졌다. 대개의 남성들은 '19금 동영상'을 보면서 체위를 공부한다. 그러나 야동에서 접하는 체위는 지나치게 과장되어 있을 가능성이 높다. 자칫 야동 흉내를 내다가 여성에게 불쾌감과 모욕감을 줄 수 있다. 우리나라 부부들은 서로 어떤 체위가 좋은지 묻지 않는다. 적극적으로 상대방이 어떤 체위를 좋아하는지 묻는 것이 가장 좋은 방법이다.

체위의 종류

◉ 남성상위

성교 시 가장 흔한 체위는 두 사람이 얼굴을 마주보고 남자가 위에 오르는 남성상위 체위다. 이 체위는 서로 마음껏 끌어안을 수 있고 몸의 가장 많은 부위를 접촉할 수 있다. 많은 사람들은 여러 가지 이유로 이 체위를 가장 선호한다. 첫째로 이 체위를 하면 남성의 활동, 움직임, 성교의 조절력

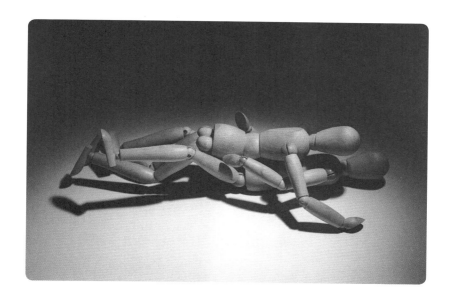

이 최상의 상태가 될 수 있다. 둘째로 이 체위를 하면 여성이 자유롭게 자신의 음핵을 자극할 수 있어 오르가슴에 이르는 데 도움이 된다. 셋째로 여러 가지 체위를 하다가 마지막 사정을 할 때 남자가 가장 선호하는 체위이다.

남성은 피스톤운동의 속도와 리듬을 통제하고, 삽입의 각도와 깊이를 바꾸기에 편한 체위다. 여성은 자신의 다리를 넓게 벌릴 수도 있고, 공중으로 들어 올릴 수도 있으며, 또는 남성의 피스톤운동에 대한 통제를 위해 상대방의 허리나 엉덩이 주위를 다리로 감쌀 수도 있다. 이 체위에서 더 깊은 삽입을 위해서는 여성의 엉덩이 아래에 베개를 놓을 수도 있다. 최대한 깊게 삽입하려면 여성이 자신의 무릎을 자신의 가슴 가까이 구부려 끌어올리거나, 남자의 어깨 위에 자신의 발을 올려놓거나 할 수 있다. 남성이 앞쪽으로 몸을 기울일 경우 클리토리스의 자극을 많이 줄 수 있고, 두 파트너 중 하나가 손으로 클리토리스를 자극할 수 있다.

◎ 여성상위

모든 체위 중에서 두 번째로 인기 있는 체위로 얼굴을 서로 마주 보고 여성이 위에 올라가서 파트너 위에 눕거나 걸터앉는다. 두 사람 가운데 누구라도 여성의 음순과 음핵을 애무하거나 자극할 수 있고, 여성이 피스톤운동의 속도와 삽입의 각도와 깊이를 조절하고 자신의 성감대를 잘 자극할 수 있는 체위로 여성이 오르가슴에 오르기 쉽고 임신 중에 좋은 체위다. 이 체위를 위해서는 여성도 남성처럼 열심히 운동하면서 폐활량을 늘릴 필요가 있다.

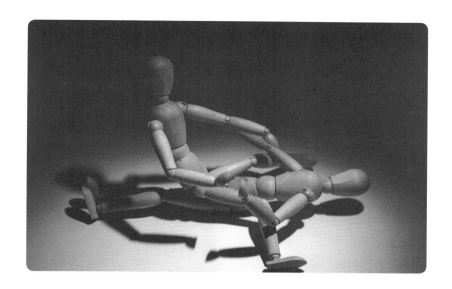

조루가 있는 남성은 사정 조절이 더 쉽고, 피곤한 남성에게 좋은 체위이지만 종교적인 성향의 국가에서 금기시되는 체위이기도 하다. 남성은 여성의 행위를 보면서 흥분과 즐거움이 많아지고, 유방과 엉덩이에 대한 시각적인 자극과 여성의 유방을 애무하는 데 있어서 만족감이 좋다.

◎ **후배위**

남성이 여성의 등 뒤에 위치하여 삽입하는 체위로 남성은 파트너의 클리토리스, 유방, 엉덩이를 애무할 수 있다. 이 체위 시 여성은 자신의 클리토리스를 자극할 수 있고, 남성이 삽입을 하고 있는 동안 오르가슴에 도달할 수 있다.

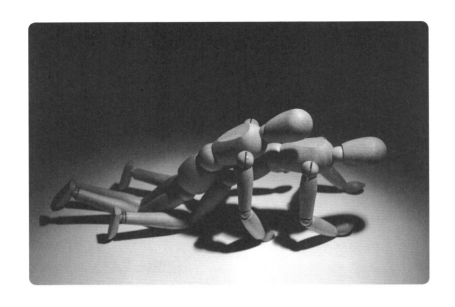

　여성이 팔로 바닥을 지탱하면서 무릎을 꿇거나 옆으로 누운 자세에서 남성이 뒤에서 여성의 질로 음경을 삽입한다. 여성은 무릎을 꿇고 엎드리고 두 팔과 다리로 몸을 지탱하면서 다리를 약간 벌린다. 여성은 허리를 펴거나 구부리면서 골반 경사를 조절하며, 팔꿈치 밑에 요를 놓거나 베개 위에 이마를 얹어놓으면 신체적으로 편안함을 느낄 수 있다.

　남성은 여성의 허리를 안고 허리를 뒤로 젖히거나 여성의 등에 밀착해서 젖가슴을 끌어안는 자세를 취한다. 이때 여성 성기에 남성 성기를 삽입하여 남성이 왼쪽 오른쪽으로 왔다 갔다 하면 삽입 정도가 더욱 깊어진다. 이 체위에서는 음경을 질 안에 삽입한 상태를 유지하기가 때때로 어렵다. 남성이 여성의 음핵을 잘 자극할 수도 있다.

어떤 사람들은 후배위를 '동물과 같은' 체위라 하여 거부하거나, 이런 체위가 친밀감을 억제하거나 항문성교와 비슷하다고 느끼기도 한다. 하지만 여성에게는 강제로 당하는 듯한 묘한 쾌감을 선사하고, 남성에게는 정복감을 느끼게 해주어서 큰 쾌감을 주는 체위로 많은 남성들이 선호하고 시각적인 성적 충동과 성기에 마찰감을 주는 체위이다.

◎ 측위

나란히 옆으로 누워하는 체위로 오래 끄는 성교를 하고 싶을 때 한다. 마음을 이완시켜주는 체위이기 때문에 커플이 졸리거나, 임신의 후반기 동안이라든지 병이나 수술 이후 또는 나이가 들었을 경우에 매우 좋다. 측위는 섹스 중에 파트너와 전신 접촉을 할 수 있기를 바라는 사람들에게 좋은

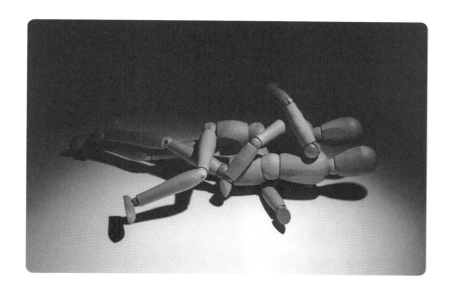

체위이다.

얼굴을 서로 마주 보는 체위에서 양쪽 파트너는 모두 서로를 바라보며 옆으로 눕는다. 각각의 파트너는 서로를 애무하고 자극하는 것이 훨씬 더 자유로워진다. 후배위 체위와 마찬가지로 주된 문제점은 음경을 질 안에 삽입한 상태를 유지하기가 어렵고 잘 빠진다.

임신으로 여성의 배가 부를 때 배를 누르지 않고 페니스가 깊이 들어가는 것을 피할 때 좋다. 때에 따라 여성이 다리를 조금 들고 그 사이로 남성의 한 다리를 넣고서 성기 결합을 할 수도 있다. 남녀가 한쪽 다리를 서로 상대의 다리 사이에 넣고 즐길 수도 있고, 페니스가 질에 삽입되어 있는 상태에서 잠을 잘 수도 있다. 혹은 삽입된 상태에서 서로 스푼처럼 포개서 잘 수도 있다.

◎ 좌위

서로 얼굴을 본 자세로 피스톤운동의 속도를 조절할 수 있다. 욕조나 자동차, 흔들의자나 소파에서 가능하고, 키스하고 전신을 만질 수 있으며 포옹하고 서로의 눈을 들여다 볼 수 있다.

여성이 앉아 있는 남성의 다리 위에 앉아서 다리로 남성의 엉덩이를 감싸는 상태로 서로가 안고 성교를 하는 체위를 말한다. 이 자세를 취하게 되면 여성의 성기는 한층 넓어지고 노출되게 되며, 골반을 자유스럽게 움직일 수 있기 때문에 여성의 운동 여하에 따라 페니스도 강하게 삽입되게 된다. 클리토리스 부위에 탄력 있는 자극을 가할 수 있다. 이 체위에서는 도교 방중술에서처럼 기를 순환하는 것이 가능하고 서로의 기 오르가슴

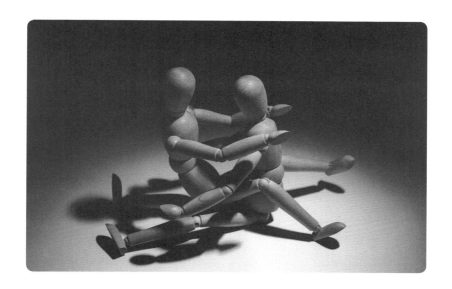

을 느낄 수 있는 체위이다. 골반을 넘어 등줄기를 타고 머리로 오르가슴의
기운이 올라가는 것을 느낄 수 있다.

◙ 69체위(Sixty nine)

'69'는 성행위를 하는 두 사람의 머리와 몸을 단순화시킨 모양이 아라비
아 숫자 69와 흡사한 것에서 유래했는데 두 사람이 동시에 구강성교를 하
는 것으로, 여성은 남성의 음경을 입 안에 넣고 빨거나 핥고, 남성은 여성
의 음핵이나 음핵포피를 핥거나 빤다. 한 사람이 다른 사람의 위에 올라타
거나, 땅에 나란히 옆으로 눕거나, 한 명은 물구나무를 서고 다른 한 명은
똑바로 서서 상대를 잡아주는 세 가지 방법을 쓴다. 이 자세는 매우 에로

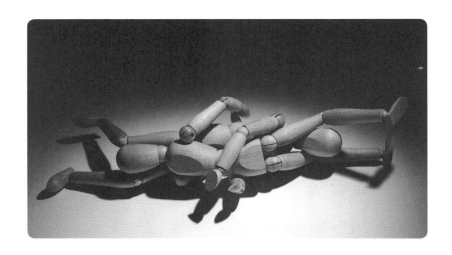

틱하고 자극적이어서 통상적인 구강성교와는 다른 감각을 만들어낸다.

69체위를 할 때 흔히 여성이 남성의 위로 올라가는데, 여성이 입 속에 든 음경의 깊이를 조절함으로써 숨을 쉬기 힘든 상황을 막을 수 있다. 특히 여성에게 구강성교를 해주지 않는 남자에게 동시에 서로 구강성교를 주고받음으로써 성적으로 평등한 관계가 될 수 있는 행위이다.

69자세는 성교 당사자들이 동시에 성적 흥분을 맛볼 수 있는 장점이 있으나, 집중이 안 되어서 오히려 싫어하는 사람도 있다. 또한 두 사람의 키가 비슷하지 않을 경우 우스꽝스러운 모습이 나오게 된다.

◎ **입위**

엘리베이터나 골목에서 단시간 내의 성행위를 하고 싶을 때 매우 에로틱하지만 들킬 수 있기 때문에 위험한 체위이기도 하다. 남녀의 키 차이가 많을 경우 적절할 높이에서 할 수 있는 방법을 찾아야 한다. 여성이 남성의 허리 주위에 자신의 다리를 감싸거나, 남성이 여성을 들어 올리거나, 층계 위에 서거나, 약간의 높이를 얻기 위해 의자를 놓거나, 여성이 하이힐을 신을 수도 있다. 혹은 여성이 발끝으로 서거나, 남성이 무릎을 굽힐 수도 있다. 또는 여성이 벽이나 침대 기둥에다 손을 대고 기댄 상태에서 뒤로부터 여성에게 삽입을 할 수 있다.

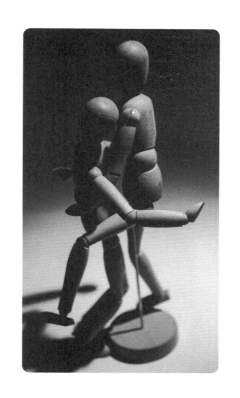

육감 활용 전희로 섹스의 기대감을 높여라

◆청각의 전희 : 칭찬, 음담패설

칭찬은 고래도 춤추게 만든다

만약에 내 남자가 하늘의 별이라도 따다 줄 수 있게 하려면 어떻게 하면 될까? 사회적으로 성공한 여자들은 아니러니하게도 남성들에게 사랑을 잘 못 받는다. 어쩌면 세상이 공평하다고 할 수도 있을지 모른다. 왜냐하면 그녀들이 사회에서 존경을 받고 남자복까지 있으면 다른 여자들은 배가 아플지 모르기 때문이다. 그녀들은 너무나 완벽한 성격 때문에 자신에게도 엄격하고, 부하직원에게도 엄격하고, 자식이나 남편에게도 엄격하다. 전문직으로서 당연히 필요한 성격이지만 가족끼리 그런 성격이라면 가까이 하기 힘들다. 특히 남편이라면 그녀 앞에서 오금이 저린다. 오금이 저리는 여자 앞에서 발기가 잘 될까? 이럴 땐 남편에 대한 칭찬이 필요하다.

"여보, 고마워요, 사랑해요, 미안해요, 당신이 최고예요! 당신이 이 세상에서 최고로 멋져요!"

이런 말을 매일 하자. 그러면 남자는 정말로 자신이 최고인 줄 안다. 그런 자신감이 남자를 사회에서 최고를 만든다. 다른 사람들은 사회에서 냉정한 판단을 하지만 부인만큼은 자신의 남자를 최고로 생각하고 최고 대접을 해주어야 한다. 그래야 진짜로 그 남자가 최고가 된다. 잘못한 것을 굳이 부인이 말하지 않아도 이미 사회생활에서 충분히 듣고 있다. 그걸 굳이 가족이 얘기해주지 않아도 그는 알고 있다. 그러니 부인만큼은, 그녀만 큼은 그를 치켜세워주는 것이 좋다. 그가 기고만장하도록 기를 세워줄 필 요가 있다. 기가 선 남자가 발기도 된다. 기가 죽은 남자는 발기도 안 된다.

'세 살 버릇 여든까지 간다'는 속담처럼 절대 아내의 잔소리로 남편을 바꿀 수 없다. 세 살짜리 자식에게 감기약 하나도 먹이기가 힘든데 어떻게 다 자란 성인을 바꿀 수 있겠는가? 부인의 잔소리로 절대 바뀌지 않는다. 부부사이만 나빠지고 남편은 집밖으로 돈다. 그러니 부인이여! 잔소리는 그만하자. '미사고'하자. 미안해, 사랑해, 고마워하면서 살아가자.

거친 말(dirty talk)

평소에 입에 담기 힘든 금기어인 거친 말을 하면 성적으로 자극이 된다. 예를 들면 "자기 XX 예쁘다", "내 XX가 어때? 좋아?", "내 XX가 자기 XX 에 들어가는 것을 봐" 등 평소에 할 수 없는 말을 하면 처음에는 매우 어색 하지만 차차 성적으로 비밀을 공유한 것처럼 자극이 된다. 평소에 존댓말 을 썼다면 섹스 도중에는 말을 놓아도 좋다. 섹스 도중에 예의를 지키면 섹스에 맛이 적어진다.

언어로 하는 스킨십

우리는 사랑하니까 사랑한다고 말한다. 하지만 그 반대도 가능하다. 즉, 사랑한다고 말하니까 사랑하게 된다는 말이다. 왜 그럴까? 그것은 우리의 말에 세뇌를 당한 것일 수도 있고, 우리가 뱉은 말을 책임지기 위해서 그 렇게 행동하는 것일 수도 있다.

어쨌든 우리는 사랑을 하기 위해서 입에 사랑한다는 말을 달고 살아야 할지 모른다. 전화를 끊을 때, 밤에 카톡으로 문자를 주고받다가 잠을 잘 때, 만나고 헤어질 때, 밥을 먹다가도 사랑한다고 얘기해주어야 한다. 그러면 여자는 점점 그 남자를 사랑하게 된다. 언어로 하는 스킨십은 이처럼 중요하고 전희로서 엄청난 힘을 발휘한다.

만약에 남편이 부인에게 사랑받고 싶다면 자주 '사랑한다'고 말을 해주면 된다. 대부분 여자는 "자기 나 사랑해? 안 사랑해?"라고 묻는다. 그것도 자주 묻는다. 한 번 대답을 해주었는데 또 묻고, 또 묻는다. 몇 번 대답을 해주다가 귀찮으면 버럭 화를 내기도 한다. "도대체 몇 번을 얘기해주어야 돼?" "사랑한다고. 사랑해. 그만 좀 물어봐" 이렇게 말을 한다. 하지만 여자는 항상 궁금하다. 혹시 남자가 바람을 피지는 않을까, 거짓말로 사랑한다고 말을 하지는 않는지, 혹은 그냥 물어보고 싶다. 남자가 매일 섹스를 하고 싶은 것처럼 여자는 매일 사랑한다는 말을 듣고 싶다. 남자와 여자는 그렇게 다르게 진화되었다. 그러니 남자는 여자에게 매일 사랑한다, 예쁘다고 말해주자. 여자는 매일 남자에게 고맙다, 당신 최고라고 얘기해주자. 그것이 남자와 여자의 마음이 움직이는 방식이다.

섹스토크(sex talk)

섹스를 하기 전이나 섹스를 하는 동안 서로 섹스토크를 하면서 소통을 하는 것이 중요하다. 예를 들면 아직 여자가 오르가슴을 느끼지 않았는데 남자가 사정을 하려고 하면 "안 돼, 안 돼, 아직 안 돼! 조금 더 참아" 혹은 남자가 "오르가슴 느꼈어?"라고 말한다. 만약에 못 느꼈다면 "어떻게 해줄 때 느껴?"라고 물어본다. 혹은 섹스에 대한 책이나 영상을 보면서 서로 연구를 해본다. 이런저런 솔직한 섹스토크를 통해서 섹스를 발전시키고, 섹스에 대한 불만족을 해소한다. 아이들 일이나 회사 일을 의논하듯이 서로의 성적인 문제를 의논하는 것이다. 그래야 발전할 수 있고, 불만을 해결할 수 있고, 서로의 사랑을 업그레이드시킬 수 있다. 두 사람의 비밀이 생기는 것이고, 두 사람의 감정을 알 수 있고, 행복지수를 높일 수 있다.

◆촉각의 전희 : 스킨십

스킨십은 사랑이다

많은 사람들이 인생에서 가장 중요한 것이 무엇이냐는 물음에 '사랑'이라고 말할 것이다. 그런데 그 사랑을 가장 잘 표현하는 방법이 무엇일까? 아마도 스킨십일 것이다. 스킨십은 우리가 상상하는 것 이상으로 강력하고, 다른 사람과 마음을 나눌 때 스킨십보다 더 좋은 것을 찾기 어려울 만큼 중요하다.

데스먼드 모리스가 쓴 <접촉(Intimate Behavior)>에서는 아기에서 아동이 되고, 사춘기 청소년으로 성장하는 과정에서 스킨십에 대한 행동변화를 3단계로 나눈다. 아기는 1단계로 '꼭 안아주세요'라고 요구하고, 아동의 시기에는 2단계로 '저 좀 내려놔주세요'라고 요구한다. 사춘기 청소년 시기는 3단계로 '저를 그냥 내버려두세요'라고 한다.

모리스의 3단계는 커플에게도 적용된다. 이제 막 사귀기 시작한 연인들은 1단계로 서로 더 꼭 안아달라고 하고, 결혼을 하고나서 어느 정도 시

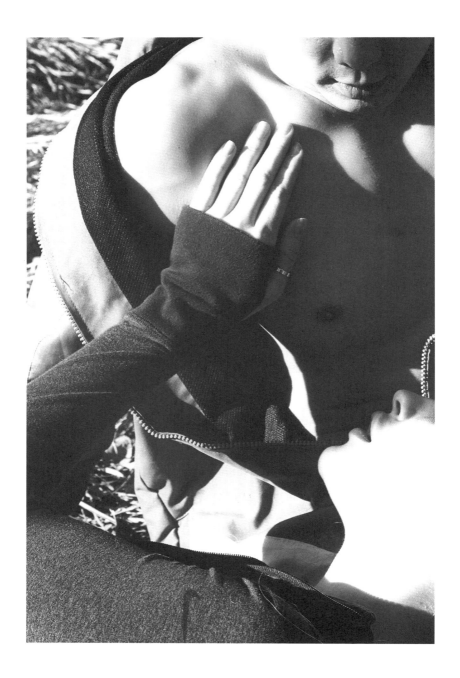

간이 지나면 2단계로 좀 내버려 달라고 하면서 각자의 영역이 침해당하는 것을 꺼리기 시작한다. 사춘기에 해당하는 그냥 내버려달라는 3단계에 달하면 결혼생활은 이혼 위기에 이른다.

스킨십은 아이들의 독립심에 중요한 것처럼 보이지만, 스킨십을 멀리하면서 점점 부모와 멀어지고 부모 곁을 떠나게 된다. 마찬가지로 결혼을 하면서 부부가 스킨십을 하지 않게 되면 이혼의 위기까지 간다.

반대로 생각하면 스킨십을 더 열심히 하면 다시 연애를 시작하는 연인처럼 되거나 떠나간 자식을 다시 부모 곁으로 돌아오게 할 수도 있다. 그렇다면 이제 막 연애를 시작하려는 연인이나, 이혼 위기에 있는 사람들은 스킨십을 어떻게 활용할 것인지 고민을 해보아야 할 것이다.

어떤 바람둥이 여성이 남성을 유혹하는 과정을 알아보자. 그녀는 남자에게 여행을 가자고 제안한 후, 돌아오는 길에 남자가 피곤하면 목과 등에서부터 안마를 해주기 시작해서 허벅지를 지나서 가운데 남자의 페니스를 마사지해준다. 그러면 남자는 거의 정신을 차리지 못하고, 여자는 남자를 유혹하는 데 성공한다. 이렇게 말로 하지 않고 아주 가벼운 스킨십만으로도 남자에게 자신의 마음을 전달하거나 유혹할 수 있다.

하지만 주의사항이 있다. 똑같은 과정을 남자가 여자에게 실행하면 성희롱이 될 수가 있다. 특히 여자의 마음이 열리지 않은 상태이거나, 그녀에게 사랑하는 사람이 있거나, 지나치게 보수적이거나, 남성을 증오하는 여성이거나, 스킨십을 싫어하는 여성이라면 그 남자는 감옥에 가게 된다.

같은 스킨십인데 왜 여자와 남자가 다른 반응을 보일까? 남자는 촉각에 쉽게 반응하고 스킨십을 섹스와 연결해서 생각하는 경향이 있고, 또한 스킨십을 할 정도의 여자라면 자신을 사랑한다고 생각한다. 하지만 여자는 촉각에 반응은 하지만 스킨십은 스킨십이지 사랑이 아니고, 그리고 손이 먼저 가기 전에 마음을 움직여야 하고, 그리고 마음을 얻는 데도 뜸 들이는 시간이 필요하다. 즉, 여자의 허락을 받고나서 손을 잡고, 그리고 다음 만남에서 또 여자의 허락을 받고 어깨를 감싸고, 그러고 나서 또 여자의 허락을 받고 팔짱을 끼고, 그리고 또 여자의 허락을 받고 키스를 하고, 그것이 한 단계마다 허락이 될 때 아주 천천히 섹스까지 갈 수 있다.

매 단계마다 진심어린 마음으로 "사랑한다!"는 말과 함께 그녀의 반응을 보아야 한다. 눈이 무엇을 말하는지, 몸의 방향은 도망가는 방향인지 아닌지, 얼굴을 찡그리지 않는지, 이런 전체적인 반응을 보지 않고 스킨십을 시도한다면 그 다음에 바로 성희롱이나 성폭행으로 고발당할지도 모른다. 요즘 'me too' 내용을 보면 남자들이 여자의 마음과 상관없이 자신의 마음이 가는대로 자신이 원하는 행동을 여자의 허락 없이 남자답게(?) 용감하게(?) 행동하다가 매스컴에 나오게 되고, 급기야 사회적인 인생을 끝내게 되는 것을 보게 된다. 물론 장난으로 행동한 남자도 있었겠지만, 여자를 좋아하는 마음이 전혀 없이 성적인 행동을 했을 것이라는 생각은 안 든다. 다만 여자에게 허락을 구하지 않고 혼자서 성적인 진도를 나갔다는 것이다.

사랑하는 마음이 없이 스킨십만을 시도한다면 아이든 여자든 금방 안다. 그 스킨십이 위로의 스킨십인지, 섹스만을 위한 스킨십인지, 사랑의 스킨십인지 알 수 있다. 여자를 유혹하는 것은 생각보다 쉽지 않다. 하지만 적어도 마음을 담은 스킨십이 사랑으로 유도하는 것만은 확실하기 때문에 단계별로 적절한 타이밍에 적절한 스킨십을 한다면 사랑이 이루어지거나 잃었던 사랑을 다시 찾을 수 있다.

그래서 사랑을 하고 싶다면 스킨십을 연구하라. 왜냐하면 스킨십만큼 사람을 위로하고, 자극하고, 강렬한 감정의 변화를 일으키는 것은 없기 때문이다. 상처를 치유하고, 얼었던 마음을 열게 하고, 사랑을 만드는 것은 섹스가 아니다. 늙어서 섹스 없이 살 수 있지만 스킨십은 반드시 필요하다. 필리스 데이비스가 주장한 우리가 살아가는 데 반드시 충족되어야 할 기초적 욕구와 필요한 것들에는 음식, 물, 산소, 휴식, 움직임, 수면, 대변과 소변의 배설, 위급 상황에서의 안전 확보, 고통의 회피, 그리고 피부자극인 스킨십이 들어간다. 즉, 인간의 생존을 위한 필수항목에 섹스는 들어가지 않는다.

쓰다듬고, 토닥이고, 안고, 잡고, 어루만지는 행동, 살과 살이 맞닿을 때 느끼는 행복한 감정은 치유, 애정, 편안함, 안정감, 사랑으로 연결된다. 만약에 사랑을 받고 싶다면, 혹은 사랑을 하고 싶다면 이런 스킨십으로 시작해보기 바란다.

스킨십의 순서

눈 ⇨ 손 ⇨ 성감대 외 신체접촉 ⇨ 키스 ⇨ 성감대 ⇨ 섹스. 만약에 이런 순서를 지키지 않고 섹스로 바로 들어가면 바로 여자에게 채이거나 여자에 의해서 그 남자는 부수어질 것이다. 여자의 마음을 여는 데는 뜸이 필요하다. 그리고 반드시 여자의 마음을 연 다음에 몸을 열어야 한다. 그래서 처음에 쳐다보는 것부터, 눈으로 사랑한다는 말을 하는 것부터 시작한다. 반드시 명심해라. 여자의 마음을 움직이기 위해 스킨십이 필요하지만 여자에게 허락을 받지 않고 스킨십의 진도를 나가서는 안 된다.

이것은 남자의 운명에 관한 이야기이다. 때로는 남자의 성급한 행동이 자신이 평생 이루어 놓은 것을 한 순간에 물거품이 되는 행동이 된다. 여자는 남자와 다르다. 여자의 마음을 읽고 싫어하는 행동은 절대로 하지 말고, 만약에 사과할 행동을 했다면 바로 해라. 그녀가 용서할 때까지 사과를 해야 한다. 그것이 'me too'를 피해갈 수 있는 방법이다.

◆시각의 전희 : 포르노, 책, SNS 보내기

특히 남자는 시각에 의해서 자극을 받는다. 그래서 남편의 시각을 자극하기 위해서는 아내가 수동적인 자세에서 벗어나 좀 더 과감한 행동을 시도하는 것도 좋다. 평소에도 섹시한 옷을 입고 다니는 것이 좋다. 자기 배우자뿐 아니라 다른 남자에게, 다른 여자에게 항상 섹시하게 보이는 것이 좋다. 그러기 위해서는 깔끔한 외모에 섹시한 옷을 입는 것이 좋다. 가슴골이 파진 옷(그런데 남자의 이런 복장은 싫어하는 여자들이 많다), 바지보다는 치마, 치마도 단정하면서 섹시한 치마(긴 치마에 옆 라인이 터진 것, 무릎 위까지 올라온 짧은 치마), 몸매가 드러나는 옷(남자의 가슴이나 팔근육, 다리근육이 드러나거나, 여자의 S라인이 드러나는 옷) 등 평범한 옷보다는 뭔가 컨셉이 있으면서 섹시한 옷을 입으면 훨씬 사람이 섹시해 보인다. 아내가 스스로 옷을 벗기보다는 남편에게 '당신이 벗겨줘'라고 부탁하는 것도 좋다.

에로틱한 영화

에로틱한 영화는 섹스의 교과서 같은 역할을 할 수 있고, 가끔 볼 수 있는 영화이며, 성욕이 없을 때 성욕을 돋구어주는 봄나물 같은 것이다. 특히 성관계를 시작해야 하는 남녀, 권태기의 부부, 호기심이 많은 연인에게는 매우 유익할 수 있다. 단, 하드코어가 아닌 소프트코어를 봐야 한다. 그리고 스토리가 있거나 영상이 아름다운 것을 보는 것이 좋다. 특히 여자의 경우에는 그렇다. 가장이 심한 포르노는 여자에게 토하고 싶은 느낌이 들게 하고 역겹기도 해서 자칫 성욕을 저하시킬 수 있다. 너무 장시간 보는 것보다 잠깐 보는 것이 여자들에게는 더 좋다. 권태기의 부부나 호기심이 많은 파트너는 야한 영화를 함께 보는 것도 좋은 방법이다.

책

'섹스나 성, 사랑'이라고 검색하면 섹스에 대한 책이 쏟아져 나온다. 그 책 중에서 골라서 부부가 같이 읽는다. 성에 대한 기본지식, 섹스의 체위, 남녀의 차이에 대한 이야기가 실려 있다. 우리가 임신을 하면 태교 책을 사서 보듯이 섹스에 대한 책을 사서 보는 것이 좋다. 외국 영화를 보면 부부가 섹스에 대한 책을 사서 보는 것이 매우 자연스러운 일처럼 보인다. 모든 길은 로마로 통하듯이 모든 지식은 책에 나와 있다.

특히 권태기의 부부나 새로움을 찾는 파트너에게 섹스에 대한 책은 그 고민을 쉽게 해결해줄 수 있을 것이다. 마음가짐, 태도, 방법, 테크닉 등이 자세히 나와 있을 테니까. 꼭 여러 권의 책을 사서 여러 가지 지식을 알아보고 둘 사이를 업그레이드시키는 데 활용하는 것이 좋다. 체위 편을 볼 때는 컬러 그림을 보기만 해도 벌써 흥분이 될 수 있다. 섹스 책을 보는 것만으로도 남녀 모두 흥분할 수 있다. 만약에 섹스북을 보는 것이 다른 사람에게 부끄러우면 책표지를 씌우는 것도 한 방법이다.

SNS 보내기

만약에 미리 전희로 상대방을 흥분시키고 싶으면 에로틱한 영화나 짧은 동영상을 다운받아서 카카오톡에 미리 보내는 것도 좋은 방법이다. 퇴근후 집에 오기 전에, 연인을 만나기 전에 미리 보낸다. 그러면 그 영상을 보면서 전희는 시작된다. 그럴 경우 여자가 오르가슴에 오르는 시간을 단축시킬 수 있다. 남자의 성욕을 자극할 수 있다. 혹은 야한 이야기나 야한 유머를 보내서 웃게 만들고 흥분하게 만들 수 있다. 그러나 요즘 같은 세상에서 그런 것들을 잘못 보내면 패가망신할 수도 있으니 상대를 잘 보고 활용해야 한다.

◆ **미각의 전희** : 오럴섹스, 맛있는 것 먹기, 초코시럽, 키스

오럴섹스

남자든 여자든 파트너가 해주기를 바라는 행동 중 으뜸은 오럴섹스이다. 그런 설문조사가 나왔다는 것은 부부사이에 전혀 안 해주고 있다는 말이고, 부부사이에도 서로의 성기에 거부감이 있거나 성을 더럽다고 생각한다는 것이다. 만약 거부감이 있다면 초코시럽, 꿀, 딸기잼, 요구르트, 아이스크림, 요거트 등 먹을 수 있는 어떤 것이든 몸에 바른다. 그러면 구강성

교는 훨씬 맛있어지고 재미있어진다. 겨울에는 따뜻한 것을 바르고, 여름에는 시원한 것을 바른다.

구강성교는 모르는 사람에게 돈 주고 시킬 수도 없고, 시키기도 찜찜하고, 오로지 사랑하는 사이에만 할 수 있는 가장 맛있는 방법이다. 발기가 안 되어도 애액이 안 나와도 할 수 있고, 이 방법만으로도 발기가 되고 물이 나올 수도 있다. 파트너에게 사랑을 전달할 수 있는 가장 간단하고 좋은 방법인데 안 할 이유가 있을까? 오늘 당장 시작하자!

맛있는 것 먹기

식욕과 성욕은 둘 다 매우 중요한 인간의 욕망이다. 식욕 중추와 성욕 중추는 아주 가까이 있다. 그래서 성욕이 풀리지 않으면 먹는 것으로 푸는 것이다. 먹고 나면 뭔가 기분이 좋아지고, 성욕을 대신할 정도는 아니지만 어느 정도 욕망이 해소되기도 한다. 그래서 성욕을 풀지 못하는 사람이 비만인 경우가 많다. 또한 성욕이 강해서 정말로 섹스를 좋아하는 사람 중에는 마른 사람이 많다. 성욕이 채워지면 식욕은 저절로 채워지기 때문인지도 모른다. 그래서 최고의 다이어트는 매일 섹스하는 것이다.

TV를 보면 매일 채널마다 요리하는 프로가 있다. 유명한 요리사가 나와서 어떤 요리를 어떻게 하는지, 어떤 계절에는 어떤 음식을 먹는 것이 좋은지를 직접 보여준다. 그런데 식욕에 버금가는 성욕에 대해서는 정확하게 가르쳐 주는 곳도 없고, 술 먹고 얘기하는 약간의 경험담이 대부분이고, 섹스에 대한 책은 서점 진열대에 진열도 안 되고, 비밀창고에 보관해 놓았다가 팔고, 혹시 진열하더라도 비닐에 쌓여서 미리 보기도 안 된 상태로 판다. 섹스도 음식처럼 맛있어야 한다. 비밀창고에 있어서는 안 된다. 비닐로 싸서 감추어져 있어서는 안 된다.

맛있는 키스

영화나 드라마에서 달달한 키스 장면은 항상 시청자의 눈을 붙잡아둔다. 그만큼 달달한 키스는 모든 연인의 로망이고, 그것을 보는 것만으로도 우리는 간접적으로 기분이 에로틱해진다. 세기의 연인들의 키스하는 장면은 따로 편집해서 유튜브에서 볼 수도 있고, 가장 공들여서 주인공이 찍는 장면이기도 하다. 드라마를 보면 키스 전과 후로 나눌 수 있을 정도로 키스 후에 애정전선이 확 달라진다.

연애를 할 때 모든 연인들은 언제쯤 키스를 할지 고민을 한다. 여자들은 너무 빨리 하면 자신이 쉬워 보일까 걱정하고, 남성들은 너무 빨리 시도했다가 차이거나 거절당할까봐 걱정하면서 그 타이밍을 호시탐탐 노리기도 한다.

남녀가 사귀기 시작하면서 키스 전과 키스 후를 구분 지을 정도로 키스는 연인에게는 아주 중요한 이벤트이다. 첫키스의 기억은 모든 연인들에게 강력한 추억이 된다. 여자들에게는 키스가 섹스보다 더 중요하기도 하다. 왜냐하면 키스를 해보면 그 남자와 계속 갈지 그만둘지를 결정할 만큼 느낌, 침의 맛, 입술의 촉감, 안았을 때의 피부의 촉감이나 배려 등 모든 것을 느낄 수 있기 때문이다.

그런데 이상한 것은 부부가 오래 살다보면 그런 짜릿한 키스를 더 이상 하지 않는다는 것이다. 그런데 키스를 하는 부부는 5년 이상 더 오래 살고, 부부사이가 더 돈독해지고, 남자의 연봉이 더 높아진다는 보고가 있다. 그리고 남편이 부인에게, 부인이 남편에게 해줄 수 있는 가장 돈이 안 드는 사랑표현법이기도 하다. 그러니 부부들이여, 키스하면서 살자! 돈도 안 들고 연봉도 올라가고 수명도 늘어난다는데 왜 안 하고 사는가?

키스는 맛있게 하자! 1년에 1~2번 스켈링도 하고, 입냄새 나면 사탕이나 껌도 활용하자. 구강의 건강이 심장의 건강과도 바로 연결된다는 보고도 있다. 그러니 키스를 위해서든 자신의 심장건강을 위해서든 구강청결도 잘 유지하자. 뭐든지 아끼면 똥 된다. 아끼지 말고 아낌없이 쓰자!

◆ 후각의 전희 : 향수, 페로몬 이용하기

페로몬은 한 개체에서 분비하거나 방출하여 이성(異性)에게 어떤 행동을 일으키게 하는 물질로서, 성적으로 흥분을 일으키는 것은 성페로몬이라고 한다. 인간의 페로몬으로 널리 알려진 것은 안드로스텐이라는 물질을 비롯한 성호르몬들이다. 이들은 땀과 소변, 겨드랑이 등에서 발견되며, 냄새를 맡은 사람의 몸과 마음에 미세한 변화를 일으킨다. 그러므로 인간의 몸에서 나오는 페로몬으로 인해 상대방이 좀 더 성적으로 매력적으로 느껴질 수 있다. 엘리베이터에서나 지하철에서 자신도 모르게 어떤 상대에게 호감이 가며 매우 끌리는 느낌을 받는 것이 이런 경우이다.

나폴레옹은 조세핀과 사랑을 할 때 늘 그녀에게 밑을 씻지 말고 기다릴 것을 요구했다. 나폴레옹은 조세핀의 질에서 나는 특이하고 독특한 냄새를 즐겼다. 이처럼 그 사람만의 체취가 이성에게는 강력한 자극이 될 수 있다. 나폴레옹과 조세핀 이야기도 있지만 사실 여성의 질에서 나는 독특한 냄새만큼 남자들을 충동질하는 냄새도 없다고 한다. 일본에서는 여고생이 입었던 팬티를 남자들에게 파는데 꽤 인기가 있다. 또한 제2차 세계대전 중 미국 여성들이 입어서 더러워진 팬티를 위문품 주머니에 넣어 전선에 보냈다는 기록이 있다. 병사들의 사기를 높이는 데 이용했는데 가장 인기가 높았다고 한다. 전쟁이라는 극한상황, 생존의 위협을 느끼는 상황에서 도피하고 싶은 욕구가 동물적 본능 충족으로 이어졌기 때문이다. 이런 까닭에 병사들은 젊은 여자가 입던 팬티의 냄새, 즉 페로몬을 깊이 들이마시며 마음의 안정을 찾았다고 한다.

우리가 아는 대표적인 동서양의 미인들에게는 자신만의 향이 있었다. 침략자 로마의 두 권력자를 사로잡은 클레오파트라는 온갖 종류의 향으로 영웅들을 매혹했다. 목욕 후뿐 아니라 손을 씻을 때도 향유를 사용했고, 왕관에는 향로를 달았다. 안토니우스를 유혹한 침실은 무릎이 빠질 정도로 장미꽃잎이 가득했고, 벽에는 장미를 넣은 망사주머니를 매달고, 클레오파트라 자신은 장미유를 띄운 물에 목욕하고 온몸에는 장미 향수를 뿌렸다고 한다. 중국을 대표하는 미녀 양귀비는 향을 바르는 것도 모자라 향을 환약으로 만들어 삼킴으로 자신의 몸을 방향제로 삼았다. 또 침향과 단향나무 목재와 유황이나 사향을 바른 벽 등 향이 나는 재료로 만든 거처에서 생활했다고 한다. '섹스 심벌' 마릴린 먼로는 잠잘 때 샤넬 No.5만 입는다는 말 한마디로 샤넬의 향수를 베스트셀러로 만들었다.

향기의 기억은 오래 남는다. 비가 오면 커피가 마시고 싶고 향이 독특한 파전에 동동주를 먹고 싶은 것도 뇌에서 향을 기억하기 때문이다. 뇌와 직접 연관된 유일한 감각인 후각을 통해 뇌에 전달된 이미지는 다른 감각 기관의 이미지보다 강렬하게 인상 지워지는데, 그래서 자신의 이미지를 전달하는 데 향수만한 것이 없다.

장미, 자스민, 계피, 흑후추, 일랑일랑 등의 향기가 성욕을 촉진한다는 견해가 있다. 페로몬을 이용한 향수도 원하는 이성과의 섹스를 바라는 사람들에게 인기가 높다. 하지만 사람의 섹스는 전두엽이 최종결정을 내린다. 향수가 성욕을 생기게 할지는 몰라도 성행동을 직접 유발하기에는 수많은 단계가 기다리고 있다.

하지만 후각을 상실할 정도의 강한 향수, 건강하지 못한 구강과 성기에서 풍기는 냄새는 웰빙 섹스를 불가능하게 하는 냄새다. 구강 청결, 성기 청결, 주위환경 청결 등 청결하게 유지하는 것이 최대의 웰빙 섹스이다.

◆ **느낌의 육감 이용하기** : 상대방을 배려하는 행동, 편안하게 만들어주기

남자들이 어떤 여자를 좋아할까? 물론 젊었을 때는 섹시하고 예쁜 여자에게 매력을 느낀다. 하지만 결혼을 하고 나이가 들면서 남자들이 가장 좋아하는 여자는 편안한 여자이다. 물은 아래로 흘려서 가장 낮은 곳에 모인다. 사람도 물처럼 낮은 곳에 정착하고 편안한 곳에서 쉬고 싶다. 대부분의 남자들이 결혼할 때는 조건을 따지고 신중하게 하지만, 결혼 후에 외도를 할 때는 가장 편한 여자와 한다.

정장을 입고 점잖을 떨면서 섹스를 하기는 어렵다. 왜냐하면 섹스는 부교감신경이 가장 활성화되어 있는 가장 편안한 상태에서 해야 하는 행

동이기 때문이다. 그런데 사회생활을 하듯이 조건을 따져가면서, 핏대를 올리면서 어떻게 발기가 되고 애액이 나오겠는가? 가장 편한 자세로 자신의 가장 은밀한 곳을 보여주고 사랑받고 위로받고 싶은 것이 섹스이다. 그래서 너무 똑똑한 남자나 똑똑한 여자와 살 수는 있어도 그런 사람과 섹스는 하기 싫은 것이다. 섹스를 할 때는 가장 편안한 사람이 되어야 한다.

피로를 날리는 주말 섹스테크닉

일상에서 매일 다람쥐 쳇바퀴 돌듯 하는 생활을 하면서 점점 사랑이 일상화되고 섹스에 흥미를 잃어가게 된다. 섹스가 중요하지 않게 된다. 그런데 섹스가 중요하지 않게 되면서 예전의 애틋한 관계도 점점 멀어져간다. 섹스가 판에 박힌 일상사로 변해간다. 어떻게 옛날의 소중한 관계를 다시 회복할 수 있을까? 어떻게 하면 좀 더 친밀해질 수 있는가? 어떻게 배꼽 아래에 적극적인 성 에너지가 끊임없이 흘러들어가게 할 수 없을까? 처음 연애하던 시절의 열감이나 열정을 어떻게 다시 찾을 수 있을까?

흔히 여자들은 피로, 분노, 두려움 때문에 섹스를 거절하고, 남자들은 업무수행에서 받은 모멸감이나 성적 수치심, 그리고 경제적 손실이 거절의 주원인이다. 또한 낮은 테스토스테론이 주된 원인이기도 하다. 둘이 상호존중과 신뢰, 충성, 협력으로 굳게 맺어져 있더라도 엔진을 가동할 스파크가 없는 것이다.

또 다른 상황은 아무 욕망도 느끼지 못하는 사람이 상대방에게 맞춰 그냥 섹스를 제공하는 경우다. 둘 모두에게 아무런 감흥을 주지 못하고 끝나버리게 된다. 이런 관계가 오래가면 금욕관계에까지 가게 된다. 그렇게 서로를 벌준다고 생각하면서 금욕을 하지만 정작 피해를 입는 건 우리 자신이다. 누구든 주어야만 받을 수 있다. 따뜻하고 안전하고 편안한 사랑을 받고 싶다면 마음을 여는 것 말고는 다른 방법이 없다.

섹스에 대해 경외심을 갖고 영혼까지 만져주는 섹스를 다시 하는 방법은 없을까? 섹스는 에너지를 고갈시키는 일이 아니다. 섹스는 광대한 에너지의 물꼬를 트는 역할을 한다. 섹스는 배설행위가 아니라 창조와 조화의 에너지이다. 사랑과 섹스와 에너지는 서로 연결되어 있다.

사랑은 마음을 열 때 일어나는 현상이다. 솔직하고 진실하게 마음을 털어놓아야만 멋진 섹스가 가능해진다. 사랑은 마음속 깊은 곳에서 가볍고 달콤한 충만함을 준다. 사랑은 사람을 행복하게 하고 외로움을 없애준다. 하지만 문제는 이 사랑이 영원하지 않다는 것이다. 가슴 떨리는 열정은 늘 사그라지게 마련이다. 어떻게 이것을 극복할까?

일단 일상생활에서 벗어나서 연애시절에 데이트를 하듯이 섹스를 할 수 있는 시간과 장소를 찾아야 한다. 연애시절에는 따로 시간과 장소를 계획하지 않았던가? 결혼 후 일상생활에만 열심이었다면 적당한 주말을 정해서 멋진 섹스를 할 장소를 찾아보는 것이 어떨까? 훌륭한 섹스를 하기 위해서는 의도적인 연습과 훈련이 필요하다.

일단 아이들을 주말 사이에 맡길 사람을 찾는다. 그리고 즐겁고 행복한 장소를 찾는다. 별 다섯 개짜리 호텔이든 숲속 방갈로든, 모텔이든 일단 사랑을 나눌 수 있는 장소여야 한다. 깨끗한 속옷과 촉감 좋은 수건 여러 장, 마사지 오일과 윤활제, 갖가지 모양의 향초와 성냥, 꽃, 분위기 좋은 음악과 CD플레이어, 사랑을 위한 음식(손가락으로 먹여줄 수 있는 음식이면 어떤 것이든 좋다 - 와인, 쵸콜릿, 과일, 빵, 생수), 종이와 볼펜….

그녀를 위하여

한 시간 동안 섹스를 하지 않고, 어떤 보답도 바라지 않고 오직 그녀에게 기쁨을 주는 일에 정성을 쏟아보자. 전화코드를 빼고 방해가 될 만한 것을 미리 치운다. 모든 감각이 살아있도록 빛, 음악, 향기에 신경을 쓰고, 달콤함 과일을 준비한다. 그녀를 먼저 욕실에 보내고, 그녀가 좋아하는 향수를 뿌리고, 편안한 옷을 입는다. 마사지 오일, 로션, 윤활제 등을 준비하고, 침대 위에는 깨끗한 타월을 깔아놓는다.

그녀가 욕실에서 나왔을 때 몸을 말려주고, 따뜻한 미소로 그녀를 안아서 침대로 데려간다. 침대에 눕히고 천천히 옷을 벗긴다. 그런 다음 그녀의 얼굴을 부드럽게 만지기 시작한다. 애무하면서 키스를 하고, 당신의 마음이 느껴지도록 그녀를 만진다. 한 손은 그녀의 가슴과 배를 만지면서, 다른 한 손으로는 그녀의 외음부를 만지기 시작한다.

손가락이 질 안으로 들어가기 전에 다양한 방법으로 클리토리스를 자극한다. 그녀가 어떤 자극을 좋아하는지 짐작하지 말고 조심스럽게 물어본다. 여러 가지 압력, 속도, 방향으로 자극을 한다. 입과 혀를 사용해서 클리토리스를 애무할 수도 있다. 엄지손가락을 클리토리스 위에 가볍게 올려놓고, 가운데 손가락은 G-spot에 놓는다. 수분동안 클리토리스와 G-spot에 대한 사랑과 관심을 지속시켜야 한다.

그녀는 G-spot을 만져주는 동안 사정을 할 수도 있다. 오르가슴이 목적이 아니다. 단지 교감과 즐거움을 느끼려고 해야지 오르가슴을 이루려고 하면 그녀는 당신에게 실망할 수도 있다. 정해진 시간 동안 정성을 다

한다면 그녀는 사랑을 느낄 것이다.

그를 위하여

당신이 받았던 애정을 돌려줄 차례이다. 당신의 남자를 받들고 기쁘게 하라. 침실을 남성을 자극하는 장식들로 가득 채워라. 한 시간 동안 어떤 보답도 바라지 않고 오직 당신의 남성에게 기쁨을 주는 일에만 온 정성을 쏟아보자.

　의식의 공간을 준비한다. 시각, 청각, 미각, 촉각, 후각, 그리고 몸짓에 대한 감각까지 모든 감각을 자극하는 공간이어야 한다. 전등 위에 하늘거리는 스카프를 드리우고, 자극적인 음악을 준비하고, 베개 위에는 향수를 살짝 뿌리고, 방해가 될 만한 것은 모두 치운다. 마사지오일이나 로션은 손에 쉽게 닿을 수 있는 곳에 두고, 향기로운 꽃을 놓아둔다. 얼음을 띄운 과일주스나 차가운 포도주를 아름다운 잔에 준비한다.

　하늘하늘한 옷을 준비하고, 샤워를 한 그를 위해 은은하게 향수를 준비한다. 먼저 그에게 목욕을 하도록 욕실로 보내고, 당신은 부드럽게 흘러내리는 옷을 입거나 스카프나 귀걸이만 하고 있어도 좋다. 그가 욕실에서 나오면 환한 미소로 맞이하면서 그의 몸을 닦아준다. 그에게 옷을 입혀주고 존경의 눈빛을 보내며 침대로 데려간다.

　파트너를 가장 편한 자세로 침대에 눕히고 머리와 얼굴을 천천히 어루만지고, 그의 몸을 구석구석 어루만져서 그의 온몸이 당신을 원하도록 만든다. 로션이나 오일을 사용해도 좋고 사랑의 말을 속삭여도 좋다. 어떻게 하는 것이 좋은지 말해달라고 부탁한다.

그가 잠들지 않도록 편안하면서도 흥분한 상태를 유지하라. 서로에게 시선을 떼지 마라. 계속해서 그에게 사랑을 쏟아 부어라. 아무것도 요구하지 말고 점점 아래로 내려가 지극한 애정을 담아 그곳을 만진다. 윤활제를 바르면 그가 느끼는 쾌감을 더욱 강렬해질 것이다. 귀두부분은 성적인 흥분의 중심이고, 이곳을 자극해주면 천국의 꼭대기까지 올라갈 수 있다.

손끝이나 입술, 혀로 아래쪽을 부드럽게 애무한다. 그의 몸을 어루만질 때 당신의 영혼과 심장이 그와 깊이 연결되어 있어야 한다. 그가 오르가슴에 얼마나 가까워졌는지 이야기해달라고 부탁하고, 절정 직전까지 오르고 내리기를 반복하라고 이야기하라.

이렇게 한 시간 정도 파트너를 위해 정성들여 애무를 하면 그동안의 피로가 다 날아가면서 새로운 성욕이 생긴다. 이 성욕은 사랑의 에너지로 다시 둘의 관계를 뜨겁게 만드는 계기가 된다. 섹스가 목적이 아닌 상대를 위한 애무, 상대와 육체적으로 교감하고자 하는 정성이 파트너를 달구는 이유가 된다. 그 에너지를 이용해서 다음에는 뜨거운 섹스까지 갈 수 있다.

섹스는 각자가 지닌 에너지를 정신적으로 교환하는 것이다

섹스는 두 육체에 강렬하고 본질적인 사랑이 흐르도록 해준다. 섹스는 에너지를 배출하는 수도관과 같다. 음과 양을 연결시키는 회로를 완성하면 '번쩍!'하고 불이 들어온다. 환상적인 섹스를 하기 위해서는 사랑과 신뢰, 상호존중이 필요하고, 남녀의 차이를 이해하고 마음껏 즐기는 태도도 필요하다. 그동안 서로에게 일상적으로만 대했다면 이 주말에 피로를 날리는 애무를 통해서 뜨거운 섹스까지 연결해보는 것은 어떨까?

마지막으로 집으로 오는 길에 비지니스 스케줄처럼 섹스 스케줄을 짜본다. 아무리 바빠도 섹스를 위한 시간을 내는 것이다. 달력을 가져와서 일주일에 며칠, 한 달에 며칠을 정해서 달력에 표시를 한다. 만약 누군가가 어긴다면 거기에 해당하는 벌을 받는다. 벌칙으로는 부인이 권하는 일을 한 가지 같이 해야 하거나, 남편이 원하는 것을 같이 해줘야 하는 것 같은 것으로.

맛있는 섹스의 절정, 오르가슴

진짜 오르가슴 확인법

남자들은 여자가 '진짜' 오르가슴에 올랐는지 몹시 궁금해 하는데 몸의 변화를 보면 오르가슴 여부를 쉽게 알 수 있다. 질에 넣은 손가락이 꽉꽉 조이거나, 클리토리스 주변의 근육이 수축운동을 하거나, 온몸을 비틀면서 다리를 안쪽으로 오므려 더 이상의 자극을 하지 못하도록 하기도 하고, 온몸이 땀으로 범벅이 되기도 하고, 괴성에 가까운 신음소리를 통해서도 알 수 있다.

◈ **음핵을 자극해서 오르가슴에 이르는 섹스테크닉** _ 무릎반사와 같은 반사가 몸에 또 있다. 그것은 음핵이다. 음핵을 자극하거나 적당히 잘 마찰하면 거의 모든 여성은 오르가슴에 오를 수 있다. 이것은 무릎반사와 거의 같다. 아마도 99% 여성은 음핵을 잘 자극하면 오르가슴에 확실히 오를 수 있을 것이다. 만약에 오르가슴이 무엇인지 모르는 여성이라면 당장 바이브레이터를 음핵에 갖다 대보자. 그러면 음핵 옆에 있는 질근육과 외음부 근육이 움찔움찔 움직이면서 그 흥분이 척추를 통해서 머리끝까지 쭈뼛 쭈뼛 전달될 것이다.

여자의 음핵은 섹스 시작에 있어서 전원과 같다. 만약에 음핵을 자극하지 않고 섹스를 하는 것은 전원을 켜지 않고 컴퓨터나 TV를 보려고 하는 것과 같다. 음핵을 자극하지 않는 섹스는 여자에게 무효다. 왜냐하면 여자는 음핵을 자극하지 않으면 절대로 오르가슴에 이를 수 없기 때문이다. 특히 불감증인 여성에게 음핵의 자극은 매우 중요하다.

음핵을 자극할 때는 매우 부드럽게 해야 한다. 손으로 하든, 혀로 하든, 바이브레이터로 하든 무조건 부드럽게 해야 한다. 음핵만 자극해도 삽입 섹스가 없어도 여자는 오르가슴에 오르고, 그것만으로도 만족할 수 있다.

일단 음핵을 자극해서 한번 오르가슴에 오르면 그 다음에 삽입을 시도한다. 삽입을 해서 피스톤운동을 하면서 G-spot을 자극한다. 하지만 G-spot을 자극해도 여자가 오르가슴에 오르지 못하면 삽입섹스를 하는 도중에 한 손으로 음핵을 같이 자극해보자. 여자는 두 번째 오르가슴에 도달할 수 있다. 하지만 이 테크닉은 생각보다 쉽지 않다. 피스톤운동을 하면서 한 손으로 음핵을 자극하는 것을 동시에 하는 것은 노력이 필요하다. 아마도 많은 시행착오를 거쳐야 할지도 모른다. 남자는 대부분 한 번에 두 가지 동작을 하기가 어렵기 때문이다.

이처럼 음핵을 자극하는 건 섹스 전과 섹스 중에 모두 다 중요하다. 특히 오르가슴에 오르게 하려면 음핵의 자극을 지속적으로 끊임없이 해야 한다. 그래야 여자는 오르가슴에 오를 수 있다. 특히 음핵의 자극을 잠시라도 쉬면 갑자기 여자의 흥분이 적어진다. 혹은 TV를 보다가 TV 스위치를 뽑아버리는 것과 같은 기분이 들 수도 있다. 그래서 음핵의 자극은 절대로 멈추지 말아야 한다.

그만큼 음핵의 자극은 중요하다. 산부인과 전문의, 성학자로서 하는 말이다. 음핵을 신성시하라. 여자의 오르가슴의 핵심은 음핵이다. 음핵의 자극을 잘하는 것이 섹스의 핵심이고, 오르가슴에 오르게 하는 가장 중요한 요소이다. 음핵은 남자의 페니스와 상동기관이다. 그래서 페니스가 자극받았을 때 기분이 좋아지는 것처럼 여자도 음핵을 자극받으면 기분이 좋아진다. 그래서 서로 기분 좋은 행동을 주고받는 것이다.

남자가 대접받고 싶으면 음핵을 아주 소중하게 애무해주자. 자신을 행복하게 해주는 사람을 사랑하지 않을 여자가 어디 있겠는가? 여자를 행복하게 해주자. 음핵을 사랑스럽게 애무해주면 여자는 천국 같은 기분을 느낄 수 있다. 여자가 천국을 맛보면 남자에게 천국을 선물해준다. 이게 모든 인간관계의 기본이 아닐까? 오르가슴을 주고받는 것은 음핵을 자극하면 가능하다.

◈ **G-spot을 자극해서 오르가슴에 이르는 섹스테크닉** _ 섹스에서 얻는 만족이 가정의 행복을 좌우한다. 클리토리스와 더불어 여성의 대표적인 성감대로 꼽히는 G-spot을 통해 오르가슴에 도달하는 테크닉을 알아보자. 'G-gasm'이란 G-spot의 자극을 통해 오르가슴에 도달하는 것을 말한다. G-spot에 의한 오르가슴은 클리토리스에 의한 오르가슴에 비해 강한 쾌감이 특징이다. 클리토리스는 G-spot과 연결되어 있다. 클리토리스의 신경이 G-spot을 통과하고 척수를 통해 뇌와 연결되어 있다. G-spot을 통한 오르가슴은 한번 경험하면 절대 잊을 수 없을 만큼 강렬하고 독특하다.

G-spot 자극에 의한 사정액은 여러 번 나올 수도 있고, 어떤 여성은 10번 이상에 걸쳐 1.8리터 이상 나오기도 한다. 여성의 사정액은 마치 포카리스웨트 맛이다. 피아노 연주의 질은 피아노보다 피아니스트의 실력에 따라 달라지는 것처럼 거의 70%의 여성은 사정액을 많이 분비할 수 있는

데 남성의 테크닉에 따라 많이 차이가 날 수 있다. 그래서 G-gasm은 남성의 테크닉이 좌우한다고 할 수 있다. 음핵은 여성이 자위를 통해서도 훈련이 가능하지만 G-spot은 질 안쪽에 있기 때문에 남성의 섹스테크닉이 절대적으로 중요하다.

G-spot을 통한 G-gasm은 약간만 어긋나도 느낄 수 없다. 그렇기 때문에 G-spot을 자극하기 이전에 오럴섹스를 충분히 해서 오르가슴에 다다를 수 있는 여건을 만들고, 그리고 끊임없이 여성의 몸을 칭찬해주고 사랑한다고 말을 하면 여성은 오르가슴에 오르기가 훨씬 쉽다. G-spot을 자극하는 딜도나 바이브레이터도 나왔지만 그 성능이 남성의 테크닉을 따라갈 수가 없고 대신할 수도 없다.

만약에 삽입을 해서 G-gasm을 못 느낄 경우엔 남성이 손가락을 질에 넣어서 G-spot을 자극하는 방법도 있다. 손가락을 질에 넣은 뒤 요도 아랫부분을 손가락으로 마찰하면서 자극을 한다. 그렇게 3분, 5분, 10분, 30분 자극하다 보면 여성이 오줌이 마렵다고 말하는 시점이 온다. 그때가 G-gasm이다. 그러면서 질에서 오줌처럼 애액이 스며나오거나, 질퍼덕거리거나 뿜어나올 수 있다. 이 물이 남성의 사정액과 같은 여성의 사정이라는 물이다. 이렇게 한번 G-spot에서 봇물이 터지면 어성은 삽입섹스만으로도 쉽게 G-gasm을 느낄 수도 있다.

G-spot을 자극하는 것은 쉬울 수도 있고 어려울 수도 있다. G-spot에 대한 개념이 없으면 아주 어렵지만, G-spot을 자극해서 오르가슴을 느끼고 사정하는 것을 한번 학습하게 되면 그 다음에는 매우 쉬워진다. 그래서 한번 성감이 개발이 된 여성은 그 다음에도 쉽게 오르가슴에 오를 수 있

다. 이렇게 여성의 성감을 개발시켜주는 남성은 정말로 여성에게 평생 맛있는 밥을 대접받을 수 있을 것이다.

일본 포르노에 보면 손으로 G-spot을 자극해서 오르가슴에 오르게 하는 내용이 많다. 만약에 손가락 테크닉을 모르겠다는 남성은 일본 포르노를 참조하면 되겠고, 여성은 남성에게 어떤 부위를 자극했을 때 오줌이 마려운지 알려준다. 그 부위에서 손가락 동작을 멈추게 하지 말고 점점 강하게 한 부위를 계속 자극하도록 격려를 한다. 특히 삽입섹스로 클리토리스와 G-spot이 동시에 자극되는 체위를 해서 오줌이 마려운 느낌이 들 때 그 체위에서 몸을 움직이거나 멈추지 말고 지속적인 자극을 해달라고 요청을 하면 남녀가 동시에 오르가슴에 오를 수 있는 G-spot 오르가슴이 되고 천국을 경험하게 된다.

◈ **A-spot을 자극하여 멀티오르가슴에 이르는 섹스테크닉** _ 여성의 성감대는 G-spot뿐일까? 질 깊숙한 곳에 존재하는 A-spot을 자극하면 여성은 멀티오르가슴을 느낄 수 있으며, 남성의 섹스 만족도 또한 높아진다. 여성의 대표적인 성감대로는 음핵에 있는 C-spot, 그리고 질 속에 위치한 G-spot과 A-spot 등 세 곳이 꼽힌다. 전희과정 또는 삽입섹스를 할 때 이 부위를 자극하면 오르가슴에 쉽게 이를 수 있다.

3개의 성감대 가운데 가장 늦게 발견된 것이 A-spot이다. A-spot은 말레이시아의 한 의사가 1990년대에 발견했다. 섹스를 할 때 여성을 가장 황홀하게 만드는 자극점이 전원개, 즉 질과 자궁경부가 서로 연결되는 질의 가장 깊은 곳에서 방광이 있는 방향으로 질벽의 앞면을 자극하면 쾌감도가 높아지면서 질 속 윤활액 분비가 빠르게 촉진되는 부위이다.

한때 인터넷에서 '자궁섹스'라는 용어가 화제가 된 적이 있다. 이 것은 일본의 의학박사 나라바야시 야스이가 자신의 저서 <THE BEST LOVE>에서 '페니스를 여성의 자궁에 삽입하는 자궁섹스는 느낌이나 오르가슴 등 모든 면에 있어서 질 섹스를 능가한다. 질 섹스가 땅이라면 자 궁 섹스는 하늘이다'라고 표현하고 있다.

하지만 페니스를 자궁 속까지 넣는 것은 의학적으로 불가능하다. 따라서 그가 언급한 자궁 섹스는 질과 자궁경부가 만나는 부분, 즉 A-spot을 자극하는 섹스라고 말하는 것이 정확하다. "자궁이 페니스를 쑥 물고 수축을 반복하면 남성은 엄청난 조여짐을 느끼게 되면서 페니스가 자궁에 빨려 들어가는 듯한 느낌을 받게 되고, 여성은 신음소리가 절로 나면서 무 의식적으로 남자를 꼭 끌어안게 되고, 남녀 모두가 하늘을 올라간 듯한 쾌 감을 맛보게 된다"고 소개하고 있다.

G-spot을 자극하면 여성이 오르가슴에 쉽게 이르지만, A-spot을 자극 하면 남녀 모두 오르가슴에 이를 가능성이 높다. 중국의 성의학 교본인 <소녀경>에 자궁섹스를 언급한 내용이 있다.

"남자와 여자가 교접하는 최초의 단계에서는 우선 앉고, 다음에 눕는 다. 이때 여자가 왼쪽, 남자가 오른쪽이 된다. 이렇게 한 뒤 여자를 똑바로 눕혀 손발을 위로 뻗게 한다. 남자는 여자의 다리 사이에서 무릎을 꿇고, 여자 위에 덮쳐 페니스를 질의 입구로 가져간다. 여자의 애액이 흐르게 되 면, 페니스를 자궁까지 찔러 넣는다. 그러면 여자는 쾌감을 느낀다. 천천히 또는 빠르게, 깊게 또는 얕게 왕복운동을 한다. 여자가 쾌감을 느끼면 남자가 깊숙이 찔러 넣고, 여자의 동요를 살펴 완급을 조절한다. 그리고 자궁으로 삽입하여 좌우로 비비다가 살짝 뺀다."

섹스를 할 때 A-spot을 정확히 자극하면 골반이 녹아내리는 듯한 오르가슴에 이를 수 있다. 일반적으로 질입구에서 자궁 입구까지는 8㎝ 정도인데 일반적인 남성의 페니스가 닿기는 긴 거리다. 여성이 똑바로 누운 자세에서 무릎을 세우거나 누워서 양 다리를 들어 벌리고 무릎을 굽혀 허벅지를 복부에 가깝게 밀착시키면 질입구부터 자궁까지의 거리가 훨씬 짧아져서 A-spot을 자극하기 쉽다.

먼저 남성이 손이나 혀로 음핵이나 요도구를 자극해서 여성을 흥분시켜야 한다. 그 다음에는 페니스를 얕게 삽입해 G-spot을 자극해서 오르가슴에 이르게 한다. 그렇게 한 후 여성이 남성을 꼭 껴안거나, 골반을 들어서 페니스가 깊게 삽입되도록 체위를 취하면 A-spot을 자극하는 섹스가 이루어진다. 이렇게 하면 적어도 세 번 정도의 오르가슴을 느끼는 '멀티오르가슴'을 경험할 수 있다.

멀티오르가슴 노하우

◈ **쉬지 않는다** _ 여성이 오르가슴을 느끼고 나면 매우 민감해져서 움직임이 둔해지거나 남자의 머리나 가슴을 밀치게 된다. 그때 계속 피스톤운동을 하게 되면 오르가슴을 금방 다시 느낄 수 있다. 몇 번 반복을 하면 오르

가슴을 느끼는 속도도 빨라지고 더 큰 쾌락을 느끼게 된다. 이런 멀티오르
가슴을 위해서는 오르가슴을 느낀 상태를 지속해야 한다. 쉬는 시간을 주
지 말고 애무와 삽입으로 절정의 시간을 계속 이어갈 수 있게 해야 한다.

◈ **빼지 않는다** _ 체위를 바꾸거나 사정감을 늦출 때 페니스를 빼는데, 페니
스가 질에서 빠져 나가게 되면 여성은 흥분이 급격히 감소된다. 사정감이
올 때는 페니스를 빼지 않고 움직임을 멈추는 것이 좋다. 체위를 바꿀 때
에도 페니스를 빼지 않은 상태에서 바꾼다. 남성상위에서 여성상위로 바
꿀 때 여성의 상체를 일으킨 후 앉은 자세가 되도록 하고, 남성상위에서
후배위로 바꿀 때 옆으로 누웠다가 바꾸면 어렵지 않게 체위를 바꿀 수 있
다. 또한 여성이 어떤 자세에서 자극을 더 받는지 관찰했다가 자세를 바꾸
는 것이 좋다. 체위를 아주 다르게 바꾸지 않아도 기본에서 약간 변형된
체위들로도 오르가슴을 지속시킬 수 있다.

◈ **천천히 그리고 부드럽게 애무한다** _ 여성이 오르가슴에 도달하려면 남성은
더 격렬히 움직이는 경우가 많다. 하지만 이런 격렬한 움직임이 오르가슴
을 빨리 느끼게 하는 것은 아니다. 갑자기 빨리, 세게 움직이는 것은 오히
려 흥분을 반감시킨다. 리듬을 조절하면서 다른 부위를 천천히 그리고 부
드럽게 애무하는 것이 좋다.

◈ **칭찬을 한다** _ 여성이 오르가슴을 느끼는 데는 육체보다는 감정이 매우
중요하다. 귓가에 속삭이는 말 한마디에 흥분이 더 고조되거나 혹은 반감

되기도 한다. 피스톤운동을 하면서도 여성이 흥분할 수 있는 말을 한다. 어떤 말을 하면 흥분이 되는지는 사람에 따라 다르지만 사랑의 속삭임이나 삽입해서의 느낌, 애무하면서 피부나 가슴의 느낌, 아름답거나 멋진 칭찬 등을 속삭여 주면 좋다. 하지만 스트레스를 주는 말이나 비난의 말을 하면 바로 몸과 마음이 닫혀 버린다.

◈ **후희를 한다** _ 오르가즘의 마지막은 후희이다. 격렬한 사랑을 나누고 나서 남성이 바로 일어나거나 등을 돌리고 자면 여성은 지금까지의 흥분과 섹스의 감정이 갑작스럽게 식어버린다. 사랑 후에 몇 분이라도 옆에 누워 부드럽게 어루만져 주거나, 포옹을 하거나, 칭찬의 말을 하면 여성은 오르가즘이 여운으로 오랫동안 남게 된다.

적극적인 여자가 오르가슴을 잘 느낀다

여자가 소극적이면 오르가슴을 느끼지 못한다. 그래서 오르가슴을 느끼고 싶으면 섹스에 적극적이어야 한다. 관능적이고 솔직한 여자가 오르가슴을 잘 느낀다. 또한 섹스를 할 때 남자의 기운을 북돋아주어야 한다. 그래야 남자가 기운이 나서 적극적으로 애무를 해주고, 적극적으로 피스톤 운동을 하게 된다. 적극적인 행동에는 어떤 것이 있을까?

◈ **소리를 잘 내야 한다** _ 남자는 시각적인 자극에도 반응을 잘하지만, 섹스할 때 여자가 내는 소리에도 흥분이 지속된다. 그래서 명기가 되는 조건에

잘 내는 소리가 포함되어 있다. 잘하면 잘한다고 말을 해 주고, 흥분하면 교성을 내서 남자를 더 자극하는 것이 좋다.

◈ **골반운동** _ 피스톤운동을 하는 남자에 맞춰서 골반운동을 하는 것이 좋다. 특히 자신의 성감대를 자극하기 위해서, 혹은 좀 더 밀착하기 위해서 골반을 들거나 움직인다. 어쩔 때는 골반을 좀 더 밑으로 내려서 클리토리스나 G-spot이 최대한 자극되게 한다. 그러기 위해서 여자는 자신의 성감대를 알아야 하고, 그 성감대가 충분히 자극되는 방법을 알아야 한다. 이때 남자가 움직이는 것에 맞춰서 자신의 골반도 같이 움직인다.

◈ **질 수축** _ 오르가슴을 느끼려면 페니스가 질에서 오래 버텨야 한다. 그런데 페니스의 발기력이 줄어들려고 하면 질을 수축한다. 질을 수축하면 페니스가 자극되어서 다시 발기된다. 또 남자가 빨리 사정하려고 하면 사정시간을 늦추기 위해 질을 밖으로 밀어내는 듯이 수축해야 한다. 이렇게 질을 안으로 밖으로 수축해서 남자의 페니스를 쥐락펴락 하면 남자는 정신을 차릴 수가 없다. 이런 질 수축은 명기의 필수조건이고, 섹스시간을 늘렸다 줄였다 하는 데 중요한 역할을 한다.

◈ **항문 수축** _ 여자가 오르가슴을 느끼고 싶으면 성감에 집중해야 하고 질 수축도 잘해야 하지만, 질 수축을 좀 더 잘하고 오르가슴을 잘 느끼기 위해 항문 수축을 하면 오르가슴을 좀 더 빨리 느낄 수 있다. 또한 항문을 수축해서 오르가슴 에너지를 등을 통해서 뇌로 올리는 펌프작용을 할 수도 있다.

◈ **엄지발가락 오므리기** _ 오르가슴을 잘 느끼기 위해 항문을 수축하고 다리를 안쪽으로 모으면서 엄지발가락에 힘을 주면 오르가슴을 느끼는 데 도움이 된다. 즉, 골반을 들고 질과 항문을 수축하고 다리를 안으로 모으면서 페니스를 꽉 조이고 엄지발가락에 힘을 주면 오르가슴 느끼기가 훨씬 쉽다.

◈ **집중하기** _ 오르가슴을 잘 느끼기 위해 가장 중요한 것 중에 하나는 자신의 성행위에 집중하고 성감에 집중하는 것이다. 즉, 몰입이 매우 중요하다. 남자의 말 한마디, 행동 하나하나에 반응하고, 여자의 성감에 집중하고 노력을 하면 훨씬 오르가슴에 오르기 쉽다.

◈ **요부가 되라** _ 낮에는 요조숙녀, 밤에는 요부가 되라. 감각적이고 적극적이 되고 솔직해야 한다. 남자를 머리끝부터 발끝까지 애무해주고 섹시하게 행동해야 한다. 거칠게 행동하기도 하고, 여성상위로 올라가기도 하고, 자신의 의견도 말하고, 성감대도 가르쳐 주고, 성감대를 자극하는 방법도 알려준다. 단, 요부처럼 아주 야시시하게 얘기한다. 밉지 않게, 예쁘게 얘기한다. 자신이 잡아먹었는데 잡아먹힌 것처럼 행동하는 것이 요부의 방법이다. 그리고도 남자가 기분 좋게 느끼게 해준다. 이것이 요부. 절대 미워할 수 없는 여자! 미치게 하는 여자!

강한 남자와 멀티오르가슴

모든 남자가 꿈꾸는 것은 강한 남자다. 발기가 안 되는 남자에게는 돈도 안 빌려 준다고 할 정도로 발기는 사업에도 영향을 미친다. 그래서 발기에 목숨을 걸고, 발기가 안 되는 사람은 절대로 그 사실을 발설 안 한다.

또한 정력에 좋다고 하는 음식은 뭐든지 먹는다. 만약에 바퀴벌레가 정력에 좋다고 하면 지구상 바퀴벌레는 없어질지도 모른다. 발기에 대한 치료법이 개발되기 전에는 보약이 많이 팔렸는데 지금 비아그라 등이 시판되면서 보약이 거의 팔리지 않는다고 한다. 어쨌든 남자들은 정력에 좋다고 하는 음식은 뭐든지 먹고, 부인은 뭐든지 해주고 싶다.

발기란 무엇인가?

남자의 페니스는 작은 심장이다. 페니스는 혈액으로 채워져야 발기가 되는 조직이기 때문이다. 페니스 혈관에 문제가 생겨서 발기가 안 되면 몇 년 뒤에는 반드시 심장에 문제가 생긴다. 심장에서 나오는 혈관은 점점 가늘어져서 페니스에 이르면 모세혈관이 되는데, 모세혈관에 질환이 생기면 점점 발전해서 심장에도 병이 생기기 때문이다.

그래서 페니스의 혈액순환이 심장 혈액순환의 척도가 되면서 페니스는 미리 심장질환을 예견하거나 혈액순환에 문제가 생길 수 있음을 예측하는 기관이 된다. 아침 발기가 안 되는 남자에게는 돈을 안 빌려 주는 이유다.

　남자들의 페니스는 3개의 해면체로 이루어진 혈액성의 발기기관이다. 해면체는 많은 모세혈관으로 이루어졌는데, 이 모세혈관에 피가 꽉 채워져야 발기가 된다. 만약에 모세혈관에 70%만 피가 차면 발기력은 70%가 되고, 50%만 차면 단단함은 50%만 된다. 삽입이 되려면 70% 발기는 되어야 한다.

　원래 고혈압약으로 개발된 비아그라는 혈관확장 작용 때문에 혈압을 낮추는 것이고, 페니스의 모세혈관을 확장시켜서 피가 몰리게 하니까 발기가 되는 것이다. 비아그라 계통과 혈관확장제인 이소소르비드질산염, 니코란딜 등을 같이 먹으면 혈압이 급격하게 떨어질 수 있다. 또 주의력 결핍, 과잉행동장애 치료제인 아토목세틴 염산염과 항우울제안 모클로메미드를 함께 복용하면 교열, 경직 등의 부작용이 나타날 수 있다. 꼭 전문의와 상담하여 복용하는 것이 좋다.

만약 지금 발기에 문제가 있다면?

발기가 안 되면 남자들은 부인 탓을 한다. 부인이 바가지를 긁어서 부인에 대한 미움으로 발기가 안 된다고 한다. 하지만 정말 그럴까? 약간의 이유도 되겠지만 90% 이상은 본인의 혈액순환 장애가 원인이다. 고혈압, 당뇨, 고지혈증, 비만 같은 이유로 혈액순환에 장애가 오고, 가장 가는 혈관인 모세혈관까지 피가 못 미치니까 발기가 안 되는 것이다. 그래서 역으로 발기 장애를 치료하려면 혈액순환을 좋게 해야 한다. 즉, 위에서 언급한 질환을 극복하는 방법이 발기치료법이 되는 것이다.

일단 치료약물을 복용하면서 운동을 시작해야 한다. 심장이 터질 것 같은 맥박수까지, 숨이 턱에 찰 정도까지, 심장의 피가 손, 발, 페니스까지 갈 수 있을 정도로 운동을 해야 한다. 그러려면 자신의 맥박수에 70%를 더한 맥박수가 될 때까지 운동을 하고, 그 강도로 30분 이상 유지를 해야 한다. 땀이 뚝뚝 떨어질 정도로, 숨이 차서 할딱거릴 정도의 운동을 일주일에 3일 이상 해야 한다. 이렇게 운동을 하면 심장이 뛰어 몸의 구석구석까지 피를 보낼 수 있다. 당연히 페니스에도 피가 돌게 된다.

남자의 멀티오르가슴

여자는 한 번의 섹스에서 여러 번의 오르가슴을 느끼는 경우가 많다. 하지만 남자는 대개의 경우 한 번의 사정으로 한 번의 오르가슴밖에 못 느낀다. 하지만 도교에서는 남자도 훈련에 의해 여러 번 오르가슴을 느낄 수 있다고 한다. 그 중에 고환훈련법이 있다.

고환을 마사지하면 고환의 혈액순환을 돕고 고환을 건강하게 유지할 수 있다. 도교에서는 그렇게 하면 성호르몬의 생산을 늘릴 수 있다고 믿어서 성에너지를 강화할 목적으로 실행했다고 한다. 양손을 비벼서 따뜻하게 한 후에 고환 한 개를 잡는다. 1~2분 동안 손가락으로 고환을 마사지한다. 혈액순환이 잘 되지 않아서 통증이 느껴진다면 마사지를 함으로써 혈액이 그 부위로 흐르게 할 수 있다.

또는 고환을 가운데 손가락으로 톡톡 두드리면 정자 생산을 증진시키는 데 도움이 된다. 또한 페니스와 음낭을 앞으로 잡아당기면서 골반 근육은 뒤로 당기거나 왼쪽, 오른쪽으로 당기는 운동을 여러 번 하면 정액을 만들어내는 고환을 건강하게 만들어줄 수 있다. 인체 모든 부위에서 혈액순환이 가장 중요하듯 고환도 혈액순환이 중요하다. 이렇게 마사지를 하다보면 고환이나 페니스에 혈액순환이 잘 되게 된다.

사정을 조절하려면

고환을 훈련시키고 페니스의 혈액순환이 잘 되더라도 사정을 빨리 해버리면 강한 남자가 될 수 없다. 왜냐하면 여자가 오르가슴을 느낄 수 없기 때문이다. 남자가 사정을 조정하려면 자위행위부터 다시 시작해야 한다. 자위행위를 하다가 사정을 할 것 같으면 귀두를 꼭 잡고 있으면서 열을 세고, 다시 자위행위를 하다가 사정할 것 같으면 다시 귀두를 꼭 잡고 이런 식으로 사정을 참는 연습을 해야 한다.

혹은 성관계 도중에 이런 방식으로 사정을 조절해본다. 만약에 사정 조절이 안 되면 항문과 고환 사이의 중간지점을 피스톤운동 도중에 손가락으로 꼭 누른다. 이 점이 도교에서 말하는 '백만불점'이다. 이 지점을 가르쳐주면서 백만불을 받는다고 해서 이런 이름이 붙었다고 한다. 사정이 임박했을 때 이 부위를 꼭 누르면 사정을 참아 멀티오르가슴을 느낄 수 있다는 것이다.

아니면 사정을 1/10씩 나눠서 하면 9~10번 정도 멀티오르가슴을 느낄 수 있다는 주장도 있다. 이것이 도교 방중술의 기본 개념이고 훈련 내용이다. 이것이 되게 하기 위해서는 남자들이 케겔운동을 열심히 해야 하고, 호흡을 잘 조절하고, 머릿속으로는 다른 생각도 하고, 중간에 체위를 바꾸거나 물도 한 잔 마시면서 사정을 조절하는 등의 방법을 훈련해야 한다. 모든 남자가 이것이 되면 좋겠지만 상당히 노력하고 훈련을 해야만 사정을 조절할 수 있다고 하니 강한 남자가 되는 것이 매우 어려운 일인 것 같다.

강한 남자란?

성적으로는 테스토스테론이 높으면서 발기가 잘 되고, 사정을 자기 마음대로 조절하여 여자가 먼저 오르가슴에 오르게 한 후에 사정을 하는 남자가 강한 남자이다. 그러나 그것만으로 강한 남자일까? 이 세 개가 충족되고도 여자에게 인기가 없는 남자도 많다. 진정한 강한 남자가 되려면 육체적인 조건과 함께 정신적인 요소나 심리적인 요소도 겸비해야 한다. 여자도 마찬가지다.

　상남자 중에 남자에게는 인기가 있지만 여자에게는 인기가 없는 경우가 많다. 여자의 경우도 마찬가지이다. 그런데 진정한 강한 남자가 여자에게도 인기가 있으면 더 좋을 것이다. 그러기 위해서는 여자에게 친절하고 배려를 해주고 여자의 말을 잘 들어주면 된다. 진정 강한 남자가 되는 방법은 그렇게 어렵지 않다. 여자의 몸을 열기 전에 마음을 열 수 있어야 한다. 마음의 문을 열어 몸은 스스로 열게 해야 상남자이다.

오르가슴을 위한 필살기

오르가슴을 느끼는 자극의 강도나 종류는 여성마다 다양하다. 어떤 여성은 성교하는 동안에만 오르가슴을 느낄 수 있는가 하면, 어떤 여성은 상대방의 손이나 입으로 하는 자극을 통해서만 느끼기도 한다.

모든 여성이 똑 같은 반응으로 똑 같은 시간에 오르가슴을 느낀다면 치료에 대한 프로토콜이나 치료약이 있을 텐데 이상하게도 오르가슴은 사람마다 느끼는 시점이나 방법이 다르다. 더 신기한 것은 같은 상대와 같은 방식으로 섹스를 해도 어떨 때는 느끼고, 어떨 때는 못 느낀다는 것이다. 여성들은 육체뿐만 아니라 정신적인 면에서도 오르가슴을 느끼는 데 많은 영향을 받는다. 이 때문에 같은 파트너라도 그날의 기분에 따라 느끼는 정도가 달라진다. 이것이 오르가슴에 대한 각자의 필살기가 필요한 이유다.

여성 스스로도 자신을 잘 모른다. 내가 왜 갑자기 화가 나는지, 내가 왜 갑자기 흥분이 안 되고, 오늘은 물이 왜 안 나오는지 그때마다 다르다. 오늘은 오르가슴을 느껴야지 하고 오르가슴에 도달하는 여성은 없다. 하물며 상대 남성이 어떻게 그런 여성을 알 수 있을까? 다만 아내가 오르가슴을 느끼면 반찬이 달라지고, 향기로운 말이 나오고, 콧노래가 나와서 집안 분위기가 좋아진다는 사실만 알 뿐이다.

어떻게 하면 오르가슴을 더 느끼기 쉬운 조건을 만들 수 있을까? 일단 오르가슴을 저해하는 요인을 제거하는 작업부터 해보자. 성교하는 동안 오르가슴을 억제하는 요인을 순서대로 보자.

  - 전희가 부족함

  - 여성이 피로함

  - 비 성적인 생각을 함

  - 음경 삽입 후에 너무 빨리 사정함

  - 파트너 간에 갈등이 있음

  - 적절한 질 윤활작용이 부족함

  - 파트너의 친절함이 부족함

  - 술에 탐닉함

  - 음경 삽입 후 행위를 잘 하고자 하는 욕구가 부족함

  - 파트너와 성적 흥분을 느끼기 어려움

  - 성교통

  - 과식했음

오르가슴을 느끼는 섹스를 하려면 이런 방해요인을 제거하는 것이 중요하다. 이런 요인을 제거한 다음에는 만족스러운 성교를 위한 조건을 만들어야 한다. 남성이 섹스에 능숙하다고 해서 여성이 오르가슴을 느끼는 게 절대 아니다. 남성들은 이런 부분이 중요하지 않다고 생각하지만 여성들에게는 엄청나게 중요한 일이다.

파트너와 친밀감을 느껴라

친밀감은 남녀에게 모두 중요하다. 서로에게 거리감을 느끼는 커플은 성적인 관계를 갖기 전에 자신들의 감정에 대해 얘기해볼 필요가 있다. 감정적 거리감이 있으면 섹스에서 마음이 배제될 수 있고 기계적인 성교만을 하게 된다. 이런 관계에서 여성은 거의 오르가슴을 느끼지 못한다.

남성도 마찬가지다. 발기나 사정을 너무 빨리 하는 것은 아닌지 불안해 한다면 올바른 성교를 위한 준비가 부족한 것이다. 여성의 경우 성교 시에 통증이 있을 것을 우려한다거나 자신이 좋은 상대인가에 대한 걱정이 없어야 한다. 그냥 자연스럽게 물 흐르듯이 그 순간에 최선을 다해야 오르가슴에 이를 수 있다. 자신이 아무런 판단도 조롱도 받지 않을 것이고, 파트너가 자신에 대한 얘기를 하지 않을 것이라는 자신감을 서로 가져야 한다. 항상 파트너를 믿고, 그 사람을 존중해주고 배려해주는 자세가 필요하다. 특히 외도를 했거나, 과거에 바람둥이였을 경우 지금의 파트너에게 신뢰감을 주기 위해 다른 사람보다 2~3배 정도의 노력을 해야 한다.

오르가슴을 위한 과제

◈ **거울 검사** _ 전신거울을 사용해서 자신의 벗은 몸을 전체적으로 살펴본다. 손거울을 사용해서 당신의 성기를 관찰하고, 당신의 모든 특징을 비판적이지 않은 태도로 살펴본다. 특히 자신의 성기 모양과 청결상태를 체크하는 것이 좋다.

◈ **몸의 이완 및 탐구** _ 여유롭게 샤워나 목욕하는 것으로 시작해서 벗은 몸 그대로 자신의 몸과 성기를 만지고 살펴볼 편안한 장소를 찾는다. 자신의 성감대가 어딘지, 어떤 자극으로 기분이 좋은지 체크해본다.

◈ **자위행위** _ 이완된 상태에서 몸의 감각을 증대시키기 위해 바디오일이나 로션을 바르고 스스로를 기분 좋게 하면서 몸과 성기를 만지는 방식을 탐색해본다. 오르가슴을 느끼지 않고 이런 연습을 몇 차례에 걸쳐서 해보면서 성적인 쾌감을 경험하는 것이 목표이다. 만일 이 연습을 하는 도중에 오르가슴을 느낄 것 같으면 자극을 줄인다. 오르가슴을 느끼지 않고 몇 차례 반복한 뒤에는 오르가슴을 느낄 때까지 계속 자위행위를 한다.

◈ **성 보조도구** _ 진동기, 딜도, G-spot자극기, 인공 질과 구강, 음핵 자극기, 진동하는 유두집게, 외설 비디오, 오일, 로션 등과 같이 성적 반응을 높이도록 고안된 제품을 성 보조도구라고 한다. 이런 것을 섹스 장난감이라고 하는데 진동기와 딜도가 가장 흔히 사용되는 여성용 장난감이다. 이것은 혼자 또는 파트너와 같이 사용할 수 있고, 이것으로 성감대를 잘 자극하면 그것만으로도 오르가슴에 오를 수 있고, 이것이 반복되면 성관계에 의해서도 쉽게 오르가슴에 오르게 된다.

쿤닐링구스, 삽입보다 좋다

여성들은 어떤 애무를 가장 좋아할까? 행복하고 원만한 결혼생활을 유지하고 있는 여성들에게 모든 성행위 가운데 가장 만족스러운 것이 무엇이냐고 물었을 때 첫 번째로 쿤닐링구스가 꼽혔다. 여성들은 삽입성교를 하면 25%만이 오르가슴을 느끼지만 쿤닐링구스를 받으면 80%가 오르가슴을 느낀다는 연구결과도 있다. 여성에게 오르가슴을 선사하고 싶다면 반드시 마스터해야 하는 스킬이 바로 쿤닐링구스인 것이다.

'쿤닐링구스(Cunnilingus)'란 입술, 혀, 입 등의 모든 구강기관으로 여성의 성기를 애무하는 것을 말한다. 어원은 라틴어의 cunnus(명사, 여성 생식기), lingere(동사, 핥다)에서 왔다. 쿤닐링구스는 스스럼없이 아무하고나 할 수 있는 행위는 아니다. 반드시 서로에 대한 믿음이 있어야 한다. 그리고 여성의 성기 중에서 음핵을 제대로 애무해야 오르가슴에 오를 수 있다.

쿤닐링구스를 받은 여성들은 모두 자신이 남성에게 귀한 대접을 받았고 진심에서 우러나온 사랑을 받고 있다고 느낀다. 마음에 상처가 있더라도 한번에 싹 사라지게 할 수 있는 어마어마한 선물이다. 또한 남성이 마음에도 없는데 쿤닐링구스를 자연스럽게 하기는 참으로 어렵다. 정말로 그녀를 사랑하는 마음이 있고, 그녀가 행복하기를 바라는 선한 마음이 있어야 해줄 수 있는 선물이다. 그래서 쿤닐링구스를 받고 싶은 여성은 남성의 마음에 상처를 주지 말아야 하고, 쿤닐링구스를 하는 남성도 여성을 귀하게 대접해야 한다. 왜냐하면 여성이 자신의 몸을 내보이고, 냄새 맡게 하고, 맛보게 하고, 관찰하게 하면서 자신의 본능을 온전히 내보이는, 믿음을 토대로 한 행위이기 때문이다.

그런데 왜 쿤닐링구스는 하기 어려울까? 우리는 어려서부터 성은 더럽고, 부끄럽고, 수치스럽다는 교육을 받아왔기 때문이다. 그래서 성적인 이야기를 함부로 할 수도 없고 누구에게 물어보기도 어렵다. 하지만 대부분의 포르노는 쿤닐링구스를 하는 것부터 시작된다. 포르노 중에 쿤닐링구스가 없는 것은 본 적이 없는 것 같다. 왜 포르노는 쿤닐링구스에 광분할까? 그리고 그렇게 하는 이유가 있을까?

여성의 성감대를 살펴보면 알 수 있다. 여성의 성감대는 질이 아닌 음핵이다. 음핵을 자극하는 방법은 손, 입, 음경 등 다양하다. 그런데 피스톤 운동만으로는 여성의 음핵을 자극하기 쉽지 않다. 음핵을 자극하는 최고의 방법은 쿤닐링구스다. 여자는 입술에 하는 키스에도 젖을 수 있고 로맨틱한 감정을 느낄 수 있다. 그러나 여성의 입에서는 저절로 탄성이 나오게 하는 것은 단연 쿤닐링구스다. 입술보다 음핵은 몇 백배 예민한 성감대이기 때문이다. 쿤닐링구스는 나이와 상관없이, 임신의 염려 없이, 발기 여부와 관계없이 여성에게 오르가슴을 느끼게 할 수 있는 유일한 테크닉이다.

만약 연인에게 사과를 하고 싶거나 사랑을 전달하고 싶은 남성이 있다면 미안하다, 고맙다는 말과 함께 쿤닐링구스를 시도해보기 바란다. 아마 그녀의 얼었던 마음은 봄눈 녹듯이 녹아내릴 것이다. 일단 시작을 해보라. 그녀는 음핵이 요동치고, 질이 꿈틀대고, 허리가 활처럼 휘어지면서 뇌 또한 지각변동을 할 것이다.

자궁섹스란 무엇인가?

얼마 전 '자궁섹스'란 얘기로 한때 인터넷이 떠들썩했던 적이 있다. 10년 전쯤 일본의 의학박사 나라바야시 야스이의 <THE BEST LOVE>에 의해 자궁섹스가 소개되었고, www.zagung.com에서도 자궁섹스에 대해 소개를 했다. 나라바야시 야스이는 수많은 여성과 자궁섹스에 성공했고, 자궁이 있는 여성은 모두 명기라고 말했다. 질섹스가 '땅섹스'라면 자궁섹스야말로 '하늘섹스'라고 주장할 정도로 찬미하는 자궁섹스가 무엇일까? www.zagung.com에 있는 내용을 인용해본다.

"거의 대부분의 사람들이 알고 있는 섹스가 바로 페니스(penis, 陰莖)를 여성의 질 속에 삽입하여 행해지는 '질(腟)섹스(vagina sex)'입니다. 이와 달리 페니스를 여성의 자궁에 삽입하여 행해지는 섹스가 바로 '자궁(子宮)섹스(uterus sex)'라고 할 수 있으며, 질섹스와 자궁섹스의 차이는 그 느낌이나 오르가즘(orgasm), 기타 모든 면에 있어서 그야말로 하늘과 땅만큼이나 큽니다.

자궁이 페니스를 쑥 물어들여 수축을 반복하면 남자는 일찍이 경험하지 못한 조여짐을 느끼게 되고, 여자는 신음소리가 절로 나며 무의식적으로 남자를 꼭 끌어안게 됩니다. 그야말로 남녀 모두가 하늘에 올라간 듯한 쾌감을 맛보게 됩니다. 자궁이 있는 여자는 누구나 명기(名器)를 갖고 있는 것입니다.

그러나 아무리 명기를 가지고 있어도 그 사용방법을 모르면 아무 소용이 없습니다. '극락주머니'라고도 할 수 있는 자궁의 정체를 정확히 알아야 비로소 명기의 소유자가 되는 것입니다. 어쩌다가 남자들이 우연히 격렬한 경험을 하는 경우 그 여자가 '명기'를 가졌다고 말하곤 합니다. 그러나 대부분은 우연히 자궁섹스에 필요한 체위와 기타 조건이 맞아 떨어져 자궁으로 페니스가 삽입된 것일 가능성이 크다고 생각됩니다."

<소녀경>에는 다음과 같은 내용이 있다.

"남자와 여자가 교접하는 최초의 단계에서는 우선 앉고 다음에 눕는다. 이때 여자가 왼쪽, 남자가 오른쪽이 된다. 누운 뒤 여자 정면을 향해서 위를 향하여 눕히고 손발을 뻗게 한다. 남자는 여자의 가랑이 사이에서 무릎을 꿇고, 여자 위에 덮쳐 옥경을 옥문의 입구로 가져간다. 여자의 음수가 흐르게 되면, 옥경을 자궁까지 찔러 넣는다. 그러면 여자는 쾌감을 느끼고 정(精)이 흘러나오게 된다. 천천히 또는 빠르게, 깊게 또는 얕게 왕복운동을 한다. 여자가 쾌감을 느끼면 남자가 깊숙이 찔러 넣고 고삐를 잡고 높이 든다. 여자의 동요를 살펴 완급을 조절한다. 그리고 자궁으로 삽입하여 좌우를 비빈다. 살짝 빼면 여자의 진액이 흘러나온다."

그러나 <소녀경>에는 어떻게 자궁에 삽입할 것인가 하는 방법론이 없다. 따라서 '자궁으로 삽입'이라는 이 구절은 어느 누구의 주목도 받지 못한 것 같다.

자궁섹스의 주장대로 하면 페니스를 자궁 속까지 넣을 수 있다는 얘기이다. 하지만 이것은 의학적으로 불가능하다는 생각이다. 산부인과 의사인 내가 생각하기에 '자궁섹스'에서 말하는 '자궁'은 정확하게 자궁이 아니라 '자궁경부의 전면'을 의미해야 맞다. 왜냐하면 절대로 페니스가 자궁 속까지 들어갈 수는 없기 때문이다.

자궁섹스에서 페니스가 만나는 부위는 자궁 입구의 '질원개 부위(A-spot)'여야 맞다. A-spot은 전원개(anterior fornix) 부위, 즉 질과 자궁경부가 서로 연결되는 질의 가장 깊은 곳에서 방광이 있는 방향 즉, 질벽의 앞면을 지칭하고, 이 부위를 자극하면 쾌감도가 높아지면서 질 속의 윤활액 분비가 빠르게 촉진되는 부위이다.

정확하게 자궁섹스라는 용어가 맞는 것은 아니지만, A-spot을 자극하는 섹스를 하게 되면 골반이 녹아내리는 듯한 오르가슴을 얻을 수 있다. 즉, 처음에는 애무를 통해 여성을 들뜨게 하고, 손이나 혀로 음핵이나 요도구를 자극한다. 그 다음에는 페니스를 얕게 삽입하여 G-spot을 자극하여 여성을 오르가슴에 오르게 한다. 그리고 나서 여성이 남성을 꼭 껴안거나 골반을 들면 이때 페니스를 깊게 삽입하여 A-spot을 자극하는 섹스를 한다. 그렇게 하면 여성이 적어도 세 번 정도 오르가슴을 느끼는 멀티오르가슴의 섹스를 하게 된다.

여자도 자위를 해야 건강하다

산부인과에 오는 성적 불만 중 가장 많은 것은 불감증이다. 어떤 방법으로도 한번도 오르가슴을 못 느낀 여성부터, 가끔 한번씩 느끼는 여성, 매번 느끼는 여성, 매번 7~8회 느끼는 여성까지 너무나 천차만별로 느끼는 오르가슴, 그것은 참으로 설명이 어렵고 능력의 차이가 많다. 왜 그런 차이가 날까? 그럼 어떻게 하면 그런 차이를 줄여볼까? 한번도 못 느낀 여성은 어떻게 하면 한번이라도, 가끔이라도, 10번 중에 한번이라도, 욕심내서 매번 한번씩 느끼게 할 수 있을까?

미국에 베티 도슨이라고 하는 성학자가 쓴 책 중에 오르가슴을 모르는 여성들에게 자위를 통해 오르가슴을 훈련시키는 내용이 나온다. '바디섹스그룹'이라는 자위 워크숍을 열어서 전기마사지기의 사용방법과 장점을 소개했다. 한번도 오르가슴을 경험한 적이 없는 여성이 자위를 통해 오르가슴을 느끼고 남편과의 잠자리로도 오르가슴을 느낀다는 것을 그녀는 수차례의 워크숍과 훈련을 통해 증명했다. 조루증이 있는 남성이나 이성 간의 섹스에서 만족할 만한 자극을 못 느끼는 남성도 자위를 통해 자신의 성적 반응을 배울 수 있다. 여성은 자위를 통해서 자기 자신의 성기를 사랑하는 법, 자신의 오르가슴을 즐기는 법, 더 나아가 섹스에 능숙해지는 법을 배우게 된다.

자위는 에로틱한 기분을 자아내는 방법이고, 성적인 자신감을 고양시키는 방법을 배우는 길이기도 하다. 여성들은 자위를 통해 얻은 자신감으로 연인에게 자신의 요구를 명확하게 말할 수 있다. 어떻게 했을 때 쾌감을 느끼는지를 상대방이 물어올 때 자신 있게 대답할 수 있다. 연인 앞에서 자위하는 것을 보여주면서 어떤 방법이 제일 좋은지를 저절로 배우게 한다. 그는 성적 흥분이 최고조가 될 때나 오르가슴으로 긴장이 풀리는 이완상태가 될 때의 몸 전체의 움직임을 볼 수 있다. 그녀를 어떻게 자극해야 하는지를 보게 된다.

이런 자위는 둘 중 한명이 섹스를 즐기고 싶지 않을 때 다른 한쪽이라도 자유로이 자위를 즐길 수 있고, 그것은 때로 상대방을 자극하기도 한다. 이런 자위는 상대를 만족시켜야 한다는 중압감에서 서로를 자유롭게 하기도 한다.

만약 섹스에서 오르가슴을 못 느꼈다면 섹스가 끝난 후에 혼자서 자위를 통해 오르가슴을 느낄 수 있기 때문에 오르가슴을 느끼기 위해 서두르거나 안달할 필요가 없다. 물론 서로 피스톤운동에 의해 오르가슴을 느끼는 것이 가장 좋지만, 그렇지 않더라도 서로 부담을 가질 필요가 없다. 남편이 오르가슴에 오르고 나면 부인이 직접 마사지기를 사용해 자위를 하면서 혼자서 오르가슴에 오르면 된다.

자위는 질 내벽을 촉촉하게 해주고, 호르몬의 분비를 촉진시켜주고, 자궁을 수축시켜주며, 휴식을 주고 긴장을 풀어주는 좋은 방법이고, 허리통증이나 생리통도 좋아지고 자궁으로 가는 혈류량을 늘려주기 때문에 골반염이나 자궁근종, 질염에도 좋고 우울증에도 효과가 있으며, 즐거움을 위해서도 좋기 때문에 파트너가 있는 사람뿐만 아니라 혼자 사는 사람에게도 물론 좋다.

자위하는 방법은 목욕탕의 샤워기, 손가락, 딜도, 바이브레이터 등 여러 가지 방법으로 할 수 있다. 젤을 바르고 하는 것은 더욱 좋다. 클리토리스만 자극할 수도 있고, 숨을 깊게 내쉬면서 바이브레이터를 움직이고, 엉덩이를 흔들고, 딜도를 질에 넣었다 뺐다 하고, 질근육을 조였다 풀었다 하는 걸 한꺼번에 할 수도 있다. 절정 바로 직전에는 딜도를 삽입한 채 항문을 꽉 조여준다.

자위는 혼자서도 할 수 있고, 파트너랑 같이 할 수도 있고, 파트너 앞에서 보여 주면서 혼자서 할 수도 있다. 때로는 손가락을 이용하여 할 수도 있는데, 세 손가락을 질 안쪽에 넣고 빠르게 움직이면서 애액이 나오게 하고 오르가슴을 더 잘 느낄 수 있도록 다른 손가락으로 클리토리스를 자극할 수도 있다.

가장 좋은 방법은 바이브레이터를 사용하는 것인데, 수년 동안 상실되었던 감각을 채워줄 만큼 강하고 지속적인 자극을 얻을 수 있다. 한번도 오르가슴을 경험하지 못한 사람에게 오르가슴을 가르치는 것은 어떤 일보다 어려운 일이다. 이런 자위를 통한 오르가슴은 어떤 방법들보다 강하게 만족시켜준다.

남성들 조루에도 자위행위가 도움이 된다. 페니스에 마사지오일을 넉넉히 바르고 숨을 내쉬고 골반을 움직이면서 자위를 시작한다. 천천히 육감적으로 젖을 짜듯 부지런히 손놀림을 하면서 섬세하게 귀두를 간질이기도 하고, 두 손을 사용해서 비틀고, 마사지오일로 번득거리는 딱딱해진 음경을 빠르게 위아래로 움직이기도 한다. 한 손으로는 고환을 쥐고, 다른 손으로는 음경에 자위를 하기도 한다. 사정할 것 같은 기분이 들면 자신의 음경의 머리 부분 바로 밑을 엄지와 집게손가락으로 압박하면서 항문근육을 조이고 깊게 숨을 들이쉰다.

음경에 더 많은 자극을 주게 되면 부분적으로 가라앉은 발기상태가 회복되고, 다시 자위를 반복한다. 혹은 자신의 음경에 바이브레이터를 갖다 대서 오르가슴을 경험할 수도 있다. 마찬가지로 반복해서 사정을 조절한다. 그렇게 연습을 하다보면 사정을 조절하게 되어 조루에 도움이 된다. 이때 속도나 강도는 약하고 부드럽고 천천히 하는 것이 좋다. 여성의 불감증이나 남성의 조루에 자위는 여러모로 도움이 된다.

성적 환상을 즐겨라

여성에게는 성적 환상이 성적 관심과 흥분을 증가시키고 오르가슴을 느끼는 데 도움을 준다. 성적 환상은 건강한 상태이고, 성적 환상에 대해 죄의식이 적은 사람이 성적 만족과 성적 기능이 높다.

남성은 시각적인 이미지에 의해서 분명히 자극을 받는다. 그래서 누드가 나오는 잡지의 99%가 남성을 겨냥해 만들어지고 있다. 여성도 물론 잘 생긴 남성을 감상하지만 일반적으로 클로즈업시켜 놓은 남성 성기를 보더라도 흥분하지 않는다.

대부분의 여성이 에로틱한 자극의 수단으로 좋아하는 것은 환상이다. 물론 남성도 성적 환상을 한다. 자위를 하면서 환상을 하는 남성도 많지만 남성들이 선호하는 것은 여전히 시각적인 자극이다. 이에 반해 여성은 일반적으로 자위행위로 오르가슴에 이르기 위해서는 남성보다 더 많은 시간을 들여야 한다. 여성은 오르가슴에 적합한 분위기에 젖도록 오랫동안 성적 환상을 천천히 구상할 수 있다.

무엇이든 괜찮다. 어떤 공상도 잘못된 것이 아니다 . 환상을 할 때는 섹스의 안전성 여부나, 이웃이 하는 말이나 그밖의 다른 모든 것에 대한 걱정은 하지 않는다. 실제로 자신을 흥분시키는 것이라면 무엇이든지 좋다.

마지막으로 공상은 공상에 불과하다는 것을 기억한다. 이 충고는 섹스에 관한 공상뿐 아니라 섹스와 무관한 공상에도 해당된다 . 공상을 현실로 착각하는 사람들이 가끔 있다. 예를 들어서 상상 속의 연인이 영화배우나 탤런트라면 멋진 일이다. 많은 사람들이 자신이 제일 좋아하는 스타에 관한 공상을 한다. 공상 속에서는 어떤 사람과도 사랑을 나눌 수 있지만 현실 속에서는 반드시 자신을 원하는 짝을 찾아야 한다.

음핵을 최대한 자극하라

좌우의 소음순의 외측을 인지와 약지로 가볍게 끼고 손가락을 문질러 올리면서 종점에 이르는 클리토리스의 끝을 중지로 가볍게 두들기며 압력을 가하거나, 검지와 약지로 음핵을 좌우로 누르는 운동을 계속 되풀이하면 손가락 끝에 외음부가 젖는 것과 소음순의 열려 있는 정도를 민감하게 느낄 수 있다. 소음순이 반쯤 열리고 유두가 빳빳하게 서 있으면 본격적으로 음핵 자극에 들어간다. 음경 삽입 없이도 음핵을 부드럽고 천천히 리드미컬하게 자극하는 것만으로도 오르가슴에 도달한다.

한번도 오르가슴을 느껴 보지 못했다면 처음부터 손으로 직접적인 클리토리스 자극은 무리수다. 간접적인 자극부터 시작한다. 누워서 다리를 모은 상태에서 손으로 넓게 음부를 자극하면 허리와 엉덩이에 힘이 가해지면서 슬슬 흥분이 오게 된다. 더욱 절정에 오르기를 원하면 클리토리스를 직접 자극하되 손으로 빠르게 진동을 주면 된다.

샤워할 때 수압을 생기게 한 다음에 클리토리스 부분에 갖다 대면서 2~3분 정도 자극하면 오르가슴을 느낄 수 있다. 또는 비데를 세게 해서 흘러나오는 물을 이용하여 음핵에 조준하면 만족감을 얻을 수도 있다. 혹은 물이 정확하게 클리토리스에 떨어지도록 공중목욕탕의 강한 물에 댄다. 온도와 물의 세기 같은 것은 자신의 취향에 맞게 조절할 수 있다. 온몸이 진동하고 전율할 수 있다. 이때 소리 내지 않도록 주의해야 한다.

바이브레이터를 활용하는 것도 좋다

여성용 자위기구인 바이브레이터는 원래 여성의 히스테리를 치료하는 의사들의 노고를 덜어주기 위해 개발된 치료기구였다. 1880년대 진동 바이브레이터를 최초로 제작한 사람은 영국의 의사 조제프 그랜빌인데, 그도 처음에는 히스테리 증세를 보이는 여성 환자들의 증세를 완화시키기 위해 선배 의사들이 해오던대로 올리브기름을 듬뿍 묻힌 손가락으로 여성의 클리토리스를 자극하는 치료법에 몰두했었다. 클리토리스를 지속적으로 자극하면 여성 환자들은 몸을 떨다가 늘어지곤 했는데, 19세기까지 의사들은 이런 반응이 성적 흥분이라는 사실을 미처 몰랐다고 한다.

여성들은 페니스의 삽입 없이는 절정에 도달할 수 없는 존재라고 확신하던 의사들의 눈에 클리토리스 자극 시 여성들이 보이는 발작적인 반응은 히스테리 치유의 징표로만 보였던 것이다. 간단하고 후유증 없이 히스테리를 치유해주는 이 클리토리스 자극법은 꽤 인기를 끌어서 상류계급의 여성 환자들이 거듭 병원을 찾아와 치료비를 냈다. 그러니 의사 입장에서는 1시간에 이르는 치료시간을 줄여 좀 더 많은 환자를 보겠다는 욕심이 생긴 것이다. 많은 연구 끝에 이 기계를 발명하게 되었다. 이렇게 개발된 바이브레이터를 1930년대부터 포르노 영화에서 성애용 도구로 끌어들이면서 바이브레이터는 현재와 같이 대중화되기 시작했다.

경험적으로 치료를 한 히스테리 치료를 성학적으로 풀어보면 음핵을 잘 자극해서 오르가슴을 느끼면, 즉 이렇게 여성의 성적 긴장을 풀어주면 여성의 히스테리가 치료가 되었다는 것이다. 섹스가 건강에 좋은 10가지 이유 중 여성의 우울증 치료에 섹스가 좋다고 하는데, 음경 삽입 없이 바이브레이터로 여성의 음핵을 자극해도 여성의 히스테리나 우울증은 좋아진다. 즉, 자위행위만으로도 여성의 정신건강에는 좋다.

섹스파트너가 없을 때, 남편이 피곤해 할 때 성적욕구를 다스릴 목적으로, 혹은 불감증이거나 성적 능력을 개발할 목적으로 자위행위를 하는 것은 치료 목적으로나 성적 긴장을 해소할 목적으로 매우 좋다. 잘해야 된다는 강박관념도 필요 없고, 빨리 느껴야 한다는 서두름도 없이 혼자서 하고 싶은 만큼 할 수 있다. 그러면 서서히 몸이 편안해지고 열리는 것을 느낄 수 있다.

특히 청소년기의 남성이나 성적긴장을 부인과 풀 형편이 안 되는 남성들에게도 자위행위는 훌륭한 도구가 된다. 나가서 원치 않는 여자와 성행위를 하거나 불륜을 저지르는 것보다는 훨씬 훌륭하게 자기의 욕구를 해결할 수 있다. 자연스럽게 해결해야 하는 남자의 성욕이 해결되지 않을 경우는 법적인 문제나 가정의 파괴까지 가져올 수 있기 때문에 종교적으로 금기시하는 자위가, 아무도 합법적으로 가르쳐주지 않는 자위가 혼자서 먹는 밥처럼 약간 을씨년스럽고 초라하긴 하지만 배가 고파서 아무것도 못하고 계속 밥 생각만 하는 배고픔처럼 아무 일도 못하고 성욕으로 머릿속이 터져버릴 것 같은 상황을 해결해주는 방법이 된다. 누구를 괴롭힐 필요도 없고, 누구에게 잘하기 위해 아부를 할 필요도 없고, 범법자가 될 필요도 없이 혼자서 조용히 자신의 신체적 욕구를 해결할 수 있기 때문이다.

때론 사람들과 맛있게 밥을 먹을 수도 있지만 어쩔 때는 혼자서 조용히 밥을 먹어야 할 때도 있다. 연인과 사랑을 나눌 수도 있지만 혼자서 사랑을 나눌 수도 있다. 그것이 동물이나 인간의 2대 욕망이고, 그 욕망이 채워지지 않으면 다른 일에 집중할 수가 없다면 혼자서라도 그 욕망을 채워야 하지 않을까? 왜 배고픔은 반드시 채우면서 사랑고픔은 무조건 참아야 한다고 생각해야 하는가?

생리주기에 따른 섹스포인트 활용법

동물학자들의 연구결과에 따르면 암컷 오랑우탄은 매달 생리주기의 한가운데에 이르면 성적으로 대단히 흥분한다고 한다. 그 시기가 되면 암컷 오랑우탄은 오랜 시간에 걸쳐 자신의 털을 다듬고, 자신의 성기를 수컷의 머리 위에 대며 성행위를 유도하는 행동을 한다는 것이다. 또 다른 암컷들은 울타리에 자신의 성기를 문대는 등 자위행위를 시도하기도 한다. 오랑우탄뿐 아니라 많은 동물들은 소위 '발정기'를 갖고 있다.

동물들처럼 발정기는 없지만 인간도 유인원 시절의 흔적이 남아 있기 때문에 여성은 생리주기에 따라 오르가슴의 감도에 차이가 난다고 한다. 물론 개인차는 있지만 호르몬의 변화 때문에 생리 전에는 불안과 초조를 느끼며, 생리 때는 최악의 심리상태가 되고, 배란기에는 감수성이 증가하는 식이다. 이처럼 생리주기에 따라 여성의 심리변화가 어떤지 알아보고 이에 맞는 섹스 패턴을 찾아보자.

◆ 생리휴지기~배란기 전 : 여성호르몬 증가로 즐거운 섹스가 가능

수정 착상을 기다리며 두터워진 자궁 내벽이 몸 밖으로 나가는 과정이 바로 생리다. 이 생리가 끝남과 동시에 여성호르몬인 에스트로겐(난포 호르몬)이 급격히 증가해 다시 난자를 만들어내기 위한 준비를 한다. 자궁 내부 역시 두꺼워진다. 반면 남성호르몬인 프로게스테론(황체 호르몬)은 감

소하기 때문에 이 시기는 신체적으로 여성적 에너지가 충만한 상태가 된다. 한 달 중 여성의 에너지가 가장 최고조에 있다고 봐도 좋다. 이때 여성은 말라보이고 운동이나 각종 다이어트를 시작하기에도 좋은 몸상태가 된다. 특히 체육능력이 최고조에 이르므로 부부가 함께 운동을 해보는 것도 좋다.

에스트로겐은 여성 자신을 매우 여성적인 상태로 느끼게 하며 외향적이고 명랑하게 만들어준다. 그야말로 통통 튀는 매력과 유혹을 느끼게 하는 때다. 따라서 섹스를 받아들이기도 쉬운 상태다. 아내를 유혹하고 싶다면 이때가 가장 적기다. 또 여성은 이 시기에 머리를 쓰는 일을 하는 것이 좋다. 이때 빠른 이해력과 유창한 말솜씨를 발휘하기 때문이다.

◆배란기 : 성적 욕구가 가장 왕성한 시기, 단 피임에 신경 쓸 것

배란기는 생리를 시작하고 14일째 될 때 배란이 일어난다. 이 시기의 전후 5일은 임신 가능성이 매우 높은 때이며, 이를 가리켜 배란기라고 한다. 난포의 벽에서 난자가 터져 나올 때 여성은 배란통을 경험할 수 있다. 배란기에는 여성호르몬 변화가 크다. 여성호르몬인 에스트로겐이 최고조에 달하며, 여성의 혈액 속에 소량으로 존재하던 남성호르몬 테스토스테론의 수치가 약간 높아진다. 이에 따라 여성은 공격적이 되기도 한다. 이 시기의 여성은 유난히 민감하며 감수성이 예민해지는 경향이 있다.

배란으로 인해 생식본능이 자극되기 때문에 성적 관심이 가장 왕성할 때다. 에스트로겐이 최고조가 되어 남성의 성적 접근을 쉽게 받아들이도록 한다. 동시에 테스토스테론이 높아져 성관계 시 여성이 주도권을 쥐거나 거친 면을 드러내기도 한다. 이때의 여성은 당당하게 남편에게 맞서기도 하며, 옳고 그름을 정확하게 표현하는 경향이 커지므로 남성은 '평소와 다르다'고 화를 내기보다 이를 이해해주는 마음가짐으로 여성을 대하도록 하자.

◆ 생리 전 기간 : 삽입성교보다 전희 위주의 감각적 섹스가 적당

생리를 시작하고 셋째 주에 해당하는 이 시기는 배란이 끝남과 동시에 에스트로겐 분비가 확연히 줄어드는 변화를 겪게 된다. 이와 동시에 여성의 몸에서는 또 다른 여성호르몬인 옥시토신이 만들어지기 시작한다. 이때는 남성호르몬인 프로게스테론도 증가하는 경향이 있는데, 이 호르몬은 여성의 성욕을 자극하는 성향이 있다고 한다. 프로게스테론의 존재는 특히 감각적인 자극을 원하도록 만든다. 배란기에 이어 아직 임신확률이 높은 시기이기 때문에 피임을 원하는 부부들은 확실하게 피임을 하는 편이 좋다.

여성의 성적 욕망이 고조된 상태이지만, 이 시기의 여성은 다분히 성교에 집중된 관심이 아니라 감각적 자극을 원하는 성향이 있다. 즉, 섹스 자체가 아니라 만지고 쓰다듬고 껴안아주는 등 스킨십이나 진한 애무를 받고 싶은 욕망이 커진다. 삽입이 아니라 전희 위주의 감각적 섹스를 하고 싶다면 이 시기가 가장 좋다. 한편 프로게스테론은 여성의 이성적인 사고 능력을 향상시키기도 하므로, 이 시기의 아내와는 가까운 공원을 산책하거나 책을 읽고 토론을 즐겨도 좋다.

◆생리가 시작되기 3~5일 전 : 생리 전 불안 해소를 위해 성욕이 높아지기도

에스트로겐이 감소하며 프로게스테론이 증가하는 시기다. 그러나 생리가 터지면서 프로게스테론은 급격히 감소한다. 생리가 시작되기 직전 이처럼 급격한 호르몬의 변화는 여성에게 월경전증후군을 가져다준다. 짜증이 심해지며 잠을 잘 이루지 못한다. 또 불안감 때문에 자주 배고픔을 느끼게 되고, 그래서 이 시기의 여성들은 아이스크림이나 초콜릿, 스낵, 청량음료 같은 간식이나 맛있는 음식을 먹고 싶은 충동이 강해진다고 한다. 따라서 몸무게도 증가하게 된다. 이 시기에 유독 예민한 아내를 위해 남편이 저칼로리 간식을 준비하거나 요리솜씨를 발휘해 본다면 부부사이가 더욱 좋아질 것이다.

생리를 앞둔 여성 중에는 유독 성욕이 강해지는 타입이 있다. 이는 자궁이 부풀고 기분이 점차 저조해지면서 불안을 해소하기 위해 섹스를 이용한다고 봐도 좋다. 즉, 섹스로 긴장감을 풀어버리려는 심리가 작동하는 것이다. 따라서 여성이 격렬한 오르가슴을 느끼고자 한다면 이 시기가 가장 적당한 시기라 볼 수 있다. 경우에 따라서는 멀티오르가슴도 가능하다. 반면 감정적으로 불안하고 외로움을 많이 타는 경향이 있으므로 아내가 원치 않는다면 휴식을 취하는 것이 좋다.

◆생리기 : 성적 욕망이 현저하게 떨어지는 때

에스트로겐과 프로게스테론 수치가 낮아진다. 이 시기의 여성은 답답하고 우울한 감정을 느낄 확률이 높다. 원인은 프로스타글란딘이라는 화학 물질 때문이다. 이 물질은 자궁 내벽을 탈락시켜 배출시키는 역할을 하는데 심리적으로 우울함을 안겨주기도 한다. 무엇보다 이 시기엔 사소한 일에도 짜증이 나고, 또 생리통으로 고통 받기 쉬우므로 아내를 위한 배려가 무엇보다도 필요하다.

대부분의 여성들은 생리를 하는 시기에는 성적인 흥미를 잃는다. 출혈 중의 섹스가 혐오스럽기 때문인데, 그것이 아니라면 생리를 할 때도 섹스는 해도 상관없다. 그러나 아내가 원하지 않는다면 시도하지 않는 편이 좋다. 가뜩이나 예민해진 질벽에 상처를 입힐 가능성이 크기 때문이다. 반면 소수의 여성은 도리어 생리 중에 섹스 충동을 더 강하게 느끼기도 한다고 한다. 전문가들은 이 현상에 대해 자궁이 출혈하고 부풀어 오르면서 다른 때보다 민감해지기 때문이라고 말한다,

이 시기의 여성은 유난히 결벽증적인 모습을 보이기도 한다. 집안 구석구석 지저분한 것을 참지 못하는 여성들이 꽤 많다고 하니, 남편이 아내를 도와 집안 구석구석을 청소하면서 아내를 돌본다면 아내의 만족도가 더 커질 것이다.

내 섹스스타일을 알아야 밤이 즐겁다

세상 모든 사람들이 다 다르게 생겼듯이 섹스의 스타일이 모두 같을 수가 없다. 내 상담의 경험상 모든 사람이 각자의 개성과 패턴을 갖고 있으며, 섹스에 대한 생각도 다르다. 자신의 스타일을 먼저 파악한 뒤 거기에 맞는 섹스의 기술을 습득해 나간다면 좀 더 윤택한 성생활을 만들어갈 수 있다.

섹스 욕구가 강하다면?

성욕이 왕성한 걸 결코 부끄러워 할 필요가 없다, 여성들은 자신이 '밝히는 여자'로 비춰질까봐 남편에게조차 성욕을 숨긴다. 하지만 왕성한 성욕을 참는 것은 오히려 정신건강에 좋지 않다. 이때는 자위도 한 방법이다. 기혼여성이라고 해서 자위하는 걸 부담스럽게 생각할 필요가 없다. 스스로 자위에 대한 부담감을 버린다면 오히려 남편과 섹스를 하는 것과는 다른 특별한 만족감을 느낄 수 있다. 자위를 할 때 남편과 섹스하는 느낌을 떠올리면 더 편안하게 즐길 수 있다.

느낌이 늦게 오는 경우는?

남성들 중에서 여성의 느낌이나 기분에 맞춰 섹스를 하는 상대를 찾기가 쉽지 않다. 특히 부부사이에는 더욱 그렇다. 좀 더 집중해야 함에도 불구하고 마치 숙제하듯이 섹스를 하는 부부가 많다. 느낌이 늦게 오는 여성이라면 스스로를 흥분시키는 것도 한 방법이다. 침실에 들어가기 전부터 섹스에 대한 상상을 하고, 에로틱한 영화를 보거나 책을 읽어보자. 섹스에 대한 판타지가 있다면 작은 자극에도 금세 느낄 수 있다.

삽입하는 걸 싫어한다면?

남성들에게 있어서 섹스의 궁극적인 목표는 삽입과 사정이다. 그 목표를 이루면 남자들은 세상을 정복한 표정으로 잠들기 일쑤다. 그러나 많은 여성들이 삽입보다는 애무를 더 좋아한다. 여성은 삽입 자체만으로는 오르가슴을 충분히 느낄 수 없다. 삽입하는 것이 싫다면 남편에게 전희를 충분히 즐기자고 제안하자. 자신의 성감대가 어디인지를 남편에게 얘기해주는 것도 한 방법이다. 섹스에도 남녀평등이 존재한다. 그동안 여성들이 너무나 소극적으로 섹스에 대해 대처해 왔기에 남성들에게 배려라는 미덕을 앗아간 것이다.

오르가슴을 느껴보지 못했다면?

결혼해서 남편과 섹스를 해도 오르가슴을 느낄 수 없다면 불안해질 수밖에 없다. 혹시 내가 불감증이 아닐까? 이걸 남편한테 얘기해야 하나? 여러 가지 잡념이 머리를 떠나지 않는다. 평소 섹스에 대한 지식을 쌓을만한 계기가 없었다면 공부가 필요하다. 훈련과 치료를 통해 오르가슴을 느끼도록 노력해야 한다. 그리고 불감증에 대한 불안감을 떨쳐버려야 한다. 영화나 소설, 잡지 등에서 본 오르가슴의 느낌에 집착할 필요는 없다. 오르가슴의 느낌이라는 게 딱 정해진 기준치가 없다. 어떤 부부에게는 섹스 후의 행복감이 오르가슴일 수 있다.

섹스를 주도해야 하는 스타일이라면?

섹스는 남성이 주도하는 경우가 많지만 요즘 들어서는 여성이 주도하는 경우도 흔해졌다. 자신이 잠자리를 리드하고 싶은 욕구가 생긴다면 남성이 눈치 채지 않도록 시도해야 한다. 섹스할 때 서로 역할을 분담하는 게임을 해보자. 섹스할 때마다 그날의 리더를 정한 뒤 그날은 리더가 원하는 것을 모두 들어주는 것으로 게임의 법칙을 정한다. 여성이 리더가 되었다면 그동안 하고 싶었던 섹스 스타일을 과감히 시도해본다. 이렇게 서로 섹스 주도권을 주고받으면 상대방이 무엇을 원하는지 쉽게 알 수 있다. 권태기에 접어든 부부라면 권태기를 극복하고 만족스러운 섹스를 할 수 있을 것이다.

너무 민감한 타입이라면?

남자와 포옹만 해도 짜릿한 쾌감을 느끼고, 삽입된 지 불과 몇 분도 되지 않아 오르가슴을 느끼는 여성이 늘 좋은 것만은 아니다. 남성이 사정을 늦게 하는 타입이라면 문제가 생길 수도 있다. 보수적인 남성이라면 상대방이 경험이 많은 것으로 오해할 수도 있다. 이런 여성은 섹스를 하면서 감정을 조절해야 한다. 섹스 도중에 가급적 몰입을 피하고, 흥분이 너무 빨라지면 다른 곳으로 관심을 돌려 흥분을 자제한다. 또 섹스를 할 때 상대 남성을 적극적으로 애무하면서 흥분시킨다면 자신의 사이클에 맞출 수 있다.

'미스터 정자왕'이 되는 법

모든 남성은 정력이 넘치는 사람으로 인정받고 싶어 한다. 사실 정력이 넘친다는 건 신체가 건강하다는 징표이기도 하다. 때로 넘치는 정력 때문에 인생을 망치는 남성들이 없는 건 아니지만, 그렇다고 정력에 문제가 있는 남자가 되기는 싫을 것이다. 늘 정력이 넘치고 활기가 있는 남자가 되려면 어떻게 해야 할까?

뜨거운 목욕을 삼가라

젊은 남자의 정액 속에는 1㎖당 7천만~1억만 마리의 정자가 들어 있다. 뜨거운 물에 목욕하는 것은 정자의 이동성이나 생식능력을 손상시킬 수 있다. 그러므로 아이를 원하는 신혼부부라면 가능한 한 반신욕이나 사우나는 삼가는 게 좋다. 너무 뜨거운 탕에 들어가서 오랫동안 몸을 담그는 일은 삼가자.

평균적인 20대 남성의 경우 하루에 최대 4~8회까지 발기해 사정할 수 있다. 하지만 30대가 되면 하룻밤에 보통 2회 이상을 넘기기 어렵다. 50대가 되면 일주일에 2회 정도로 줄어든다. 나이가 들수록 성욕이 약해지고 발기가 자주 안 되는 것은 자연의 이치다. 너무 신의 섭리를 거스르지 말자.

가끔은 혼자만의 시간을 가져라

자위행위는 성적 긴장감을 해소시켜 주는 데 유용하다. 남자는 정액을 정기적으로 방출해주지 않으면 오히려 전립선 질환에 걸릴 위험이 높다. 따라서 학업이나 업무에 지장을 줄 정도가 아니라면 오히려 자위행위가 건강에 이롭다. 어떤 사람들은 자위행위가 성기의 성장을 촉진하거나 저해한다고 주장하지만 의학적으로 전혀 증명된 바 없다.

내 몸도 느껴라

남성의 성감대는 페니스뿐일까? 그렇지 않다. 사실 남자도 여자처럼 젖꼭지 애무 등을 통해 성적 쾌감을 맛볼 수 있다. 다만 일상적으로 포옹하고 온몸을 터치하는 여성과 달리 남자들은 스킨십을 할 기회가 적다. 남자들은 스스로의 몸이 보이는 성적 반응을 제대로 느껴볼 여유가 없다. 남자들의 일상이라 할 자위행위 또한 남자의 성감대를 페니스로만 국한하게 만들기도 한다. 자신의 몸에 성감대가 어디인지를 알고 있는 것도 즐거운 성생활에 도움이 된다.

몽정은 건강함의 신호이다

몽정은 청소년기뿐만 아니라 평생 계속될 수도 있다. 어른이 되어 몽정을 하면 몸에 심각한 문제가 있는 것은 아닐까 걱정하기도 한다. 그러나 몽정

222

은 남자의 몸에 쌓인 성적 긴장감을 해소하기 위한 자연스러운 신체적 반응일 뿐이다. 성생활을 오래도록 하지 못한 남자라면 언제든 이런 현상이 생긴다. 정기적으로 성생활을 못한 어른들이 몽정을 겪을 확률이 높다.

아침에 인사는 살아있음의 증거다

자고 일어나면 남자의 성기가 발기해 있는 경우가 많다. 왜 이런 현상이 생기는지에 대해서는 아직 확실하게 밝혀진 것이 없다. 소변이 방광에 가득 차 있어서 발기한다고 생각하기 쉽지만 소변이 없어도 발기는 일어난다. 한번 발기한 성기는 20~40분 정도 그 상태를 유지하고, 사춘기 이후부터 평생 하룻밤에 3~5회 정도 이런 일이 생긴다. '새벽에 발기가 안 되는 남자와는 돈거래를 하지 말라'는 얘기가 있다. 의학적으로 새벽에 발기가 안 되면 신체적인 문제가 있다고 추측할 수 있다는 얘기다.

냉온탕을 오가는 남자의 음낭

음낭에는 굉장히 많은 주름이 잡혀 있다. 이것은 냉장고에 있는 열 교환 장치와 같은 역할을 한다. 음낭 안의 고환은 평균적인 체온보다 2~3℃ 낮은 상태로 유지되어야 정자를 원활하게 생산할 수 있다. 음낭 표면의 주름은 더워서 음낭이 축 처질 경우 표면적이 늘어나서 열을 많이 발산할 수 있게 해주고, 추워서 음낭이 오그라들 경우 더 빠르게 수축해 고환의 온도를 일정하게 유지해주는 역할을 한다.

정관수술의 모든 것

정관수술은 말 그대로 정관을 묶어서 정자가 배출되지 못하도록 막아버리는 것이다. 정관수술을 하더라도 정자가 없는 다른 액을 사정을 통해 배출할 수 있으므로 성생활에는 그다지 큰 지장은 없다. 하지만 정관수술을 해도 정자는 생산된다.

그렇다면 바깥으로 배출되지 못한 정자는 어떻게 될까? 고환을 나온 후에 반드시 거쳐야 하는 부고환에서 '소화'되어 혈액 속으로 흡수된다. 고환에서 만들어진 정자는 고환에 붙어 있는 부고환을 통과하면서 성숙하고 정자의 생명이나 다름없는 운동능력을 갖게 된다.

부고환은 겉보기에는 5㎝에 불과하지만 똘똘 뭉친 관을 풀어헤치면 무려 6m로 늘어난다. 정관수술 전에는 정자들의 '학교'라 할 수 있는 이곳이 수술 후부터는 '사형장'으로 바뀌는 셈이다. 정관수술이 성적 기능에 영향을 미칠 수 있다는 속설은 잘못된 것이다.

□ 어린 시절이나 청소년기에 성추행을 당한 적이 있다.

□ 너무 자주 섹스를 요구해서 부부싸움을 한 적이 있다.

□ 나의 성적 행동으로 인해 나와 가족에게 문제를 일으킨 적이 있다.

□ 배우자가 나의 성적 행동에 대해 불평을 늘어놓은 적이 있다.

□ 술을 마시면 반드시 섹스로 끝나야 한다.

□ 섹스를 할 수 있다면 상대방을 가리지 않는다.

□ 섹스를 하고 싶을 때 못하면 자위행위라도 해야 한다.

□ 부모님 사이에 성문제로 갈등이나 다툰 적이 있다.

□ 나의 성적 행동이 정상이 아니라는 생각이 들었지만 멈출 수가 없었다.

□ 때와 장소를 가리지 않고 섹스를 하고 싶다.

□ 혼자서라도 섹스를 하기 위해 윤락업소나 직업여성을 찾는다.

□ 변태적인 섹스에 대한 강한 충동을 느끼고 실천해보고 싶은 욕망이 있다.

□ 내가 섹스를 너무 밝히는 것이 아닌가 하는 걱정이 생긴다.

□ 하고 싶을 때 섹스를 하지 못하면 불안하다.

□ 간접적인 섹스(인터넷, 포르노 등)를 거의 매일 즐긴다.

※ 성인 기준으로 15개 문항 중 4개 문항 이하 안전권, 5~8개 문항에
해당된다면 문제점이 있는 섹스 지상주의자다. 9~11개 문항에 해당되면
본격적인 섹스중독자로 요주의형, 12개 이상의 문항에 해당되면
섹스중독 말기로 위험한 상태이기에 치료를 요한다.

닥터 박의 Q&A

Q 행복한 섹스가 임신 확률을 높인다고 합니다. 임신율 높이는 부부관계법이 따로 있는지요? 실제로 짜릿한 섹스를 할 때 사정되는 정자 수가 2500만 개 늘어나고 활동량이 많으며, 여자의 경우도 오르가슴이 정자를 더 끌어당긴다고 하던데 실제로 그런가요?

A 여러 가지 이론이 있었지만 가장 이론적으로 큰 반응을 일으킨 것이 '흡입이론'입니다. 이 이론은 여성 오르가슴이 근육 수축을 일으키고, 수축된 근육은 정자를 자궁 안으로 밀어올리는 역할을 한다는 데서 출발합니다. 여성이 자신을 절정에 도달하게 만드는 남성의 정액을 골라서 받아들인다는 의미죠. 남성의 사정 직후 여성이 오르가슴에 도달하는 경우는 자궁으로 향하는 통로가 놀라운 움직임을 보입니다. 이처럼 오르가슴과 동시에 발생하는 강력한 흥분현상은 정자를 목표지점으로 유도하는 데 큰 도움이 된다고 합니다. 성적 흥분상태가 그 점액질 성분의 산성도를 감소시키기 때문에 정자가 무사히 통과할 수 있다고

믿는 겁니다.

오럴섹스를 하게 되면, 아무래도 입 속에 사는 바이러스나 박테리아가 질에 들어갈 수 있기 때문에 정자의 질에 영향을 줄 수 있습니다. 그래서 임신을 원하는 여성은 성관계를 하기 전에 미리 깨끗하게 샤워를 하고, 남성상위 체위로 성관계를 하고 바로 자거나 30분 이상은 그 자세로 누워있는 것이 좋습니다.

임신 중에 성교를 피하는 여성이 있는데, 임신 중 성교 시 여성이 오르가슴에 도달하면 생식기 안에 항박테리아성 점막을 형성함으로써 본능적으로 태아를 보호합니다. 그래서 임신 중 성교는 위험하지도 않으며, 오히려 태아를 보호하는 기능까지도 있습니다.

———

Q 성병의 종류에는 어떠한 것들이 있는지요? 그리고 성병을 걸리지 않기 위해 필요한 일들은 어떤 게 있는지요?

A 여성이든 남성이든 성생활을 하는 사람이

가장 귀찮고 괴로운 것이 생식기의 염증입니다. 만약에 성병이나 피임이 정복된다면 인간은 정말로 자유롭고 방종스러운 성관계를 하게 될 것입니다. 하지만 신은 그런 것을 허락하지 않았습니다. 인간에게 쾌락과 함께 반드시 책임감을 지우셨거든요. 그것이 성병이고, 원치 않는 시기의 임신입니다.

인류의 노력 결과 피임약과 페니실린이 발명되어 인간의 성에 자유를 가져왔습니다. 피임약은 여성해방을 가져왔고, 페니실린은 남성의 해방을 가져왔죠. 하지만 1981년 6월에 미국에서 에이즈를 발표한 이후로 성병이 다시 무서운 병이 되었습니다.

사람들은 성병을 아주 무섭고, 먼 질환으로 생각합니다. 하지만 성병은 감기처럼 너무나 흔하고 누구나 걸릴 수 있는 질환입니다. 성병은 감기처럼 가볍게 생각하면 빨리 병원에 찾아가서 아주 간단하게 치료를 할 수 있습니다. 하지만 치료시기를 놓치면 그로 인해 수술까지 해야 하고, 불임이나 사망에 이르고, 임산부는 아이까지 위험해집니다.

거의 모든 성병은 초기에 증상이 없습니다. 약간 요도가 타는 듯한 증상이 며칠 있다가 말고, 냉이 며칠 있다가 말고, 발진이나 궤양이 있다가 말고, 그것도 없는 경우가 많습니다. 20대 가임기 여성이나 남성이라면 나중에 자신의 생식기 건강이 2세를 출산하는 데 중요하기 때문에 정말로 잘 관리를 해야 합니다. 특히 몇 명의 섹스파트너가 있는 사람은 적어도 3~6개월마다 성병검사를 하는 것이 좋습니다.

옛날에는 성병검사가 매우 어렵고, 균이 의심되어도 균이 검출이 잘 되지 않았습니다. 그런데 최근에 'PCR(Polymerase Chain Reaction)'이라는 새로운 검사방법이 개발되었습니다. 균에 있는 DNA를 증폭해서 검사하는 기법인데, 특히 'multi-PCR'이라고 한꺼번에 성병균 24가지를 모두 검출하는 검사법이 개발되었습니다. 그래서 조금이라도 이상한 증상이 있으면 한꺼번에 모든 균을 검출하여 동시에 치료가 가능하게 되었습니다.

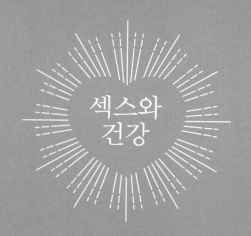

섹스와
건강

섹스와
건강

암 투병에 약이 되는 섹스

일단 암 선고를 받으면 대부분의 사람들은 이제 자신은 더 이상 섹스와는 결별이라고 생각한다. 그러나 이는 삶에 대한 자신감 상실의 원인이된다. 암환자의 섹스에 대한 연구서적도 거의 없고, 인터넷에도 유사한 글을 거의 찾을 수 없다. 그럼 암환자들은 이것을 누구에게 물어볼 수 있을까? 암뿐만이 아니라 다른 질환에 걸려도 질병과 섹스의 연관성에 대한 가이드가 되는 책은 별로 없다.

다음 표에서 보듯이 안전한 성생활이 자궁경부암, 간암, 카포시육종, AIDS를 예방한다는 것을 국민 4명 중 1명만이 알고 있다. 안전한 성생활과 조기검진은 손쉽게 암을 예방할 수 있는 방법 중의 하나다. 암과 성생활이 관계가 있다는 것을 아는 사람이 적지만, 그 사실을 알면 실천하기가

<国民암예방수칙 10가지 인식도 >

10 수칙	비율	비고
금연	73.3%	
채소 과일 섭취	59.1%	
짠 음식, 탄 음식 피하기	75.2%	
절주(하루 두 잔 이내)	66.6%	
규칙적 운동	45.7%	
적정 체중 유지	52.9%	
B형 간염 예방 접종	49.2%	
안전한 성생활	25.3%	섹스가 암 예방한다
작업장 발암물질 비노출	55.6%	
조기 건강검진	47.4%	

쉽다. 암이나 질병에 걸렸어도 섹스의 욕구를 지속하도록 노력하는 것은 중요하다. 여성이나 남성이나 섹스능력을 잃는다는 것은 인간으로서 자신감의 상실로 이어지기 때문이다.

성교 자체가 어렵더라도 신체의 접촉이나 키스에 의해서 정신적인 안정과 즐거움을 얻는다면 암 회복에도 도움이 될 수 있다. 섹스는 신이 내린 최상의 보약이다. 섹스는 우선 면역력을 향상시킨다. 미국 윌크스대학 연구팀은 1주일에 1~2회 섹스를 하면 면역글로블린 A의 분비량이 증가해서 감기나 독감 등 호흡기 질환에 대한 저항력이 강해진다고 발표했다. 성적 흥분으로 인하여 T임파구가 순식간에 증가하기 때문에 섹스는 암 치유에 도움이 된다.

정자를 제거한 정액을 분리한 결과 아연 등 세 가지 물질이 난소암 세포의 파괴에 효과가 있다. 그 중 '시자르(Cizar)'란 물질이 특히 난소암 세포 파괴에 효과적이다. 시자르는 백혈병 치료 보조제로 사용되고 있고, 직장암이나 전립선암 등에도 선별적으로 투여해 그 효과가 있다. 정액은 '만병통치약'으로서 위력을 발휘할 수 있다.

홍분 및 오르가슴기에 행복 호르몬인 옥시토신과 DHEA의 수치가 올라간다. 이들 호르몬은 유방암을 막아준다. 한 연구에 따르면 매월 한 차례 이상 섹스를 하는 여성은 그렇지 않은 여성에 비해 유방암 발병 위험이 낮았다. 성적 흥분 상태가 되면 암세포를 죽이는 T임파구가 백혈구 내에서 순식간에 증가하기 때문이라고 연구팀은 설명했다.

가톨릭 신부는 전립샘 암으로 인한 사망률이 높은데, 연구에 따르면 금욕이 원인 중 하나라고 한다. 의사들은 꼭 성관계가 아니더라도 사정을 어떤 방법으로든 하면 된다고 말한다. 2003년 호주의 중년 남성을 대상으로 한 연구 결과에서 주당 4회 이상 사정을 하는 사람은 그렇지 않은 사람에 비해 전립샘 암에 걸릴 위험이 1/3 낮았다. "파이프에 물이 통과하면 막히는 것이 덜한 법"이라고 알바라도 병원의 성의학 과장인 어윈 골드스타인은 말한다.

피부와 피부가 닿을 때 기분을 좋게 해주는 호르몬이 나온다. 아름다운 성관계는 따뜻한 사랑을 주고받는다는 진한 감정을 갖게 해주어서 자존감과 행복감을 높여주고 우울증, 무기력, 의욕저하 등을 치료하는 데에도 효과가 크다. 미국 럿거스 대학의 베벌리 교수는 '여성이 오르가슴을 느낄 때에는 통증에 대한 인내력이 약 75% 정도 증가한다'는 연구결과를 발표하였다. 오르가슴을 느끼는 절정의 순간과 그 직전에 수치가 급격히 높아지는 자궁수축 호르몬과 엔도르핀이 연관되어 있다.

암환자라도 치료에 방해를 주는 정도가 아니라면 정상적인 부부생활을 유지하는 것이 좋다. 성생활은 남녀 간 정신적 교감이 있을 때 효과가 있기에 마지못해 하거나 강압적인 행동은 자제되어야 한다. 암 투병 중이라도 각방을 사용하는 것보다 성행위를 하지 않더라도 부부가 스킨십을 통해 서로의 애정을 확인할 수 있고 힘을 얻을 수 있다.

어떤 철학자는 "인간의 피부는 고독하다"고 했다. 고독을 달래주고 위안해 주는 스킨십은 치유에도 많은 도움이 되고 체온상승 효과에도 영향을 미친다. 양자물리학 측면에서 건강한 사람의 인체 파동 에너지를 공유할 수 있는 기회도 된다.

많은 경우 암환자들은 죽음의 공포에 눌려 감히 섹스는 생각도 못한다. 하지만 아무리 중병에 걸렸어도 살아 있는 동안은 인간으로서 기본적인 욕구와 욕망이 있다. 배우자도 본인도 이런 사실을 무시한 채 치료에만 집중하며 지낸다. 그러다 보면 병이 나은 후에도 정상적인 부부관계가 어렵게 된다. 친밀감이 없는 부부는 곧 관계가 단절된 부부를 의미하기에 그에 따른 고통도 클 수밖에 없다.

성생활에서 가장 중요한 것은 서로의 사랑을 확인하는 것이다. 그럼으로써 자신의 존재가치를 느끼게 된다. 암환자의 경우도 예외는 아니다. 환자임에도 불구하고 전과 다름없는 성생활은 부부간의 사랑을 확인시켜 준다. 이런 사랑의 힘은 환자의 투병의지를 더욱 높일 수 있다. 그러므로 급박한 상황이 아니라면 성생활을 하는 것이 좋다. 만족스러운 성생활은 성기가 아니라 머리에서 느끼는 것이며, 환자라 할지라도 배우자의 몸과 마음에서 우러나오는 사랑을 받는다면 암을 이겨낼 힘도 얻을 수 있다.

섹스가 건강에 좋은 10가지 이유

'섹스가 좋은 10가지 이유'는 수많은 학회에서 언급되었고, 숱한 책에서 톡톡 튀어나온다. 나 역시 한때는 섹스가 왜 좋은지 잘 몰랐지만 '숱한 전문가'들이 공들여 정리한 10가지 이유를 보면서 스스로에게 물었다. 이 좋은 섹스를 왜 아끼면서 안 할까?

❶ **심폐기능 향상** _ 섹스는 그 자체가 좋은 운동으로 심폐기능을 향상시키며 체중 감량에도 도움이 된다. 콜레스테롤 수치를 낮추며 몸에 좋은 고밀도지단백(HDL) 콜레스테롤 수치를 높이는 효과도 있다.

❷ **다이어트 효과** _ 한 차례의 오르가슴에 도달할 때까지 소비되는 칼로리는 200m를 전력 질주했을 때 소비되는 칼로리와 맞먹는다. 즉, 한 번의 섹스에 보통 200~400㎉가 소모된다.

❸ **통증완화** _ 몸 구석구석 근육의 긴장을 풀어서 통증을 누그러뜨리는 데 마사지 효과와 비슷하다. 섹스는 뇌 속에서 엔도르핀 호르몬 분비를 촉진해 두통, 요통, 근육통, 생리통, 치통에 이르기까지 여러 가지 통증을 감소시키거나 없애준다.

❹ **면역력 증가** _ 성행위 도중에는 면역글로불린 A의 분비가 증가하는 것

으로 알려져 있다. 이 물질은 감기, 독감 등에 잘 걸리지 않도록 우리 몸을 방어하고 면역력을 강화한다. 골반 내로 흡수되는 남성의 정액 성분이 난소암 세포를 죽이는 효과가 뛰어나다는 가톨릭대 서울성모병원 산부인과 팀의 연구결과도 화제가 된 적이 있다.

❺ **순환기질환 예방** _ 2000년 11월 영국 브리스톨대 연구진은 10년 간 건강한 남성 2,400명을 조사했더니 1주일에 적어도 3번 이상 섹스하면 심근경색과 뇌졸중 발생률이 절반 이하로 줄어드는 것으로 나타났다. 연구진은 '섹스가 순환기계통에 긍정적인 영향을 주기 위해서는 땀을 흘릴 정도로 적어도 20분 이상 지속되어야 한다'고 말했다.

❻ **피부미용** _ 정기적으로 섹스하는 여성은 에스트로겐 분비가 활발해져서 피부가 좋아지는 것으로 알려져 있다. 실제로 스코틀랜드 로열에든버러병원 연구팀이 3500명을 대상으로 조사한 결과 주 3회 이상 성생활을 하는 사람은 평균 10년(남자 12년 1개월, 여자 9년 7개월) 더 젊게 평가되었다.

❼ **노화방지** _ 성생활은 뇌를 자극해서 노화와 치매, 건망증 등의 진행을 억제하는 효과가 있다. 여기에는 섹스를 통해 분비가 촉진되는 두 호르몬(엔도르핀은 스트레스 완화, 성장호르몬은 체지방을 줄이고 근육을 강화)의 작용이 큰 것으로 알려졌다. 남성에겐 음경의 퇴화를 늦춰 발기부전을 예방하며, 테스토스테론 분비를 증가시켜 근력을 강화한다. 여성의 경우 에

스트로겐 분비의 활성화로 뼈가 단단해져서 골다공증을 예방할 수 있다.

❽ 전립선질환 예방 _ 성생활을 계속해온 남성은 전립선질환으로 인해 소변 볼 때 고통 받는 것을 줄이거나 피할 수 있고, 전립선암도 예방하는 효과가 있다. 사정할 경우 고환에서 1억 마리 정도의 정자가 배출되면서 전립선 염증을 완화시킨다는 보고가 있다.

❾ 자궁질환 예방 _ 여자가 정기적으로 섹스를 하면 자궁질환이 줄어들고 자궁이 건강해지는 것으로 알려져 있다. 폐경 후 성관계를 정기적으로 하지 않으면 질 내부조직과 근육이 약화되어 세균감염에 취약해진다.

❿ 정신건강 _ 아름다운 성관계는 사랑받는다는 기분을 느끼게 해주고 자긍심을 높여주며 우울증, 무기력, 의욕저하 등을 치료하는 데에도 효과가 크다.

1번부터 9번까지도 좋지만 10번은 가장 좋다. 즉, 섹스라는 운동 자체도 좋지만 사랑이 있는 섹스는 정신건강에 아주 좋다. 만약에 어떤 사람이 살아갈 이유가 안보일 때 누군가에게 사랑을 받는다면 어려움을 이기고 이 세상을 살아갈만한 이유가 된다. 그렇게 사랑은 정신적으로 사람을 위로해주고, 섹스는 정신과 육체를 같이 위로해준다. '섹스는 신이 내린 최상의 보약'이라는 말에 전적으로 공감한다. 그런데 왜 사람들은 이 좋은 것을 가까이하지 않을까?

섹스 다이어트

'날씬해지고 싶다'는 욕망은 요즘 사람들의 공통된 희망사항이다. 특히 임신과 출산을 거치며 갑자기 살이 찐 주부들과 뱃살로 고민하는 중년 남성들에게 다이어트는 건강과 직결된 문제이기도 하다. 섹스를 제대로 하면 살도 빠지고 몸도 건강해진다는 건 결코 과장이 아니다.

서양에서 첫 손에 꼽는 스포츠가 바로 섹스다. 서양에서는 섹스가 사랑을 확인하는 방법이기도 하지만, 사회생활 또는 집안일을 하면서 쌓인 스트레스를 푸는 즐거운 오락으로 여기고 있다. 섹스에 관한 동양과 서양의 견해 차이 중 가장 큰 것은 섹스를 운동으로 생각하느냐 안 하느냐다. 부부가 섹스에 흥미를 느끼지 못해 섹스리스로 생활하게 되면 신체적으로나 정신적으로 여러 가지 문제가 생긴다.

육체적인 대화의 통로가 막히면 입으로 나누는 대화도 단절되고, 부부 사이에 애틋한 감정도 사라지게 된다. 우리나라와 일본은 섹스리스 부부가 점차 늘어나고 있는 추세인데, 이런 현상은 부부의 정신적인 건강 외에 육체적인 건강에도 악영향을 미친다는 연구보고가 있다. 섹스를 자주, 즐겁게 하는 부부가 그렇지 않은 부부에 비해 건강하다는 것도 이미 널리 알려진 사실이다.

섹스를 '제대로' 하면 다이어트에 큰 도움이 된다. 섹스 시 콜레스테롤이 분해되고 근육이 단련되며, 몸 구석구석까지 혈액순환이 될 뿐 아니라 칼로리 소모도 많다. 개인차가 있어 소모열량이 다르기는 하지만 대체로

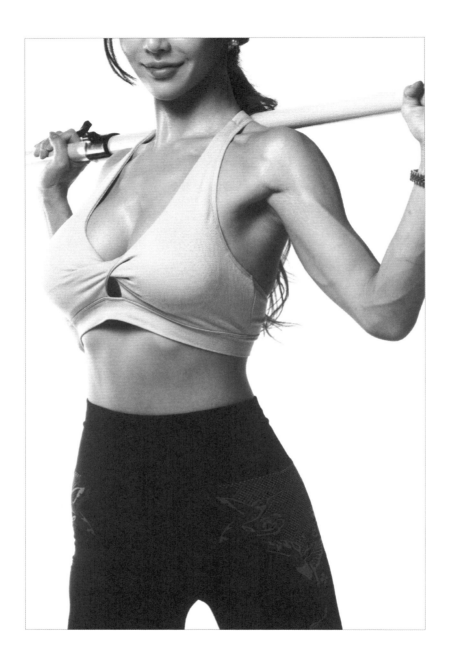

섹스 1회 시 200~1,000kcal가 소모되는 것으로 알려져 있다. 이는 많게는 여성이 섭취하는 하루 열량의 절반 정도에 해당되는 운동량이다. 30분간 열정적인 섹스를 할 경우 최소 800kcal의 열량이 소모되고, 특히 오르가슴을 느낄 때는 112kcal가 더 소모된다.

섹스를 통해 살을 빼려면 섹스하는 시간이 40~60분 정도는 되어야 한다. 전희에 15~20분, 본격적인 섹스에 20~30분, 그리고 후희에 5~10분 정도 할애하는 것이 좋다.

고혈압이나 심혈관계 질환이 있는 사람은 밤에 섹스를 하는 게 좋다. 그 이유는 밤에 혈압이 가장 낮아서 신체활동으로 인한 혈압상승 효과가 적기 때문이다. 이러한 질환을 앓고 있는 경우 새벽이나 이른 아침에 섹스를 하면 혈압이 상승하는 교감신경물질이 자극되어 고혈압이 악화되거나 뇌출혈 위험이 높아진다.

반면 피로에 지친 맞벌이부부나 체력이 약한 여성들은 아침에 섹스를 하는 것이 좋다. 남성의 경우 발기를 담당하는 중추가 아침에 활발히 움직이고, 여성도 자율신경호르몬도 많이 분비되어 오르가슴에 이르기 쉽다.

모닝섹스는 다이어트에 큰 도움이 된다. 밤에 잠자리에 든 이후 7~8시간 동안 공복상태가 유지되기 때문에 이때 섹스를 하게 되면 피하와 간에 축적된 지방이 에너지원으로 사용되어 체내 지방을 줄여준다. 별다른 성인병이 없는 경우 새벽에 섹스를 하면 다이어트에 큰 효과를 거두게 된다.

영국의 한 성의학자의 조사에 의하면 일주일에 3회 이상 섹스를 한 사람은 그렇지 않은 사람에 비해 12년 정도 젊어 보인다고 한다. 또한 미국의 건강 전문 웹사이트 '리얼 에이지'에서 최근 젊어지는 요령과 그에 따른 수

명연장 기간을 제시했는데, 1주일에 3~4회 섹스를 할 경우 최고 8년 동안 수명을 연장시킬 수 있다고 밝혔다. 섹스할 때 성장호르몬과 옥시토신, 엔도르핀이 분비되어 더 젊어 보이고, 건강하고, 행복하게 만들기 때문이다.

다양한 체위로 섹스를 하면 다이어트 효과를 극대화할 수 있다. 남성상위는 윗배의 군살 제거에 가장 도움이 된다. 여성이 자신의 위에 있는 남성의 등이나 엉덩이를 양 다리로 강하게 조이는데다 누운 자세에서 허리 회전운동을 하게 되어 복부 근력이 강화된다. 또 남녀 모두 허벅지 안쪽 근육을 많이 사용해 체지방 분해 효과도 높다. 비만인 여성이 살을 빼기에 적합한 체위가 바로 남성상위이다.

후배위는 여성의 가슴 선을 아름답게 하고 등의 군살을 빼준다. 여성이 엎드린 상태에서 남성이 삽입하기 때문에 스트레칭 효과가 큰 체위이다.

여성의 허벅지와 엉덩이 군살 제거에 탁월한 여성상위 체위는 여성이 남성의 위에서 쪼그리고 앉는 자세를 취하기에 여성의 체력소모가 많은 편이다. 여성이 피스톤운동을 하게 되면 허벅지 살이 저절로 빠진다. 살을 빼고자 하는 여성은 여성상위 체위를 많이 하는 게 좋다. 이 체위는 무릎 관절의 스트레칭 효과가 높을 뿐 아니라 복부 근력 강화, 뱃살 빼기에 가장 알맞은 체위다.

남녀가 서로 얼굴을 마주보는 체위는 상체를 곧게 세운 상태에서 이루어지는 섹스다. 여성이 상체를 뒤로 젖힐 경우 질 전체가 고루 자극을 받기 때문에 섹스가 권태로워진 중년 부부들이 시도하기에 적합한 체위다. 이 체위는 상체를 유지할 만한 근력을 필요로 할 뿐 아니라 복부 근력을 필요로 하기 때문에 이 체위를 자주 하게 되면 신체가 유연해지고, 남녀 모두 복부의 근력이 강화되는 효과를 덤으로 얻을 수 있다. 종아리의 군살 제거와 빼어난 각선미를 만들기 위해서는 남녀가 서 있는 자세로 섹스를 하는 것이 좋다.

부부가 건강하고 오래 살려면 섹스를 정성껏, 재미있게 즐긴다는 생각으로 임하는 것이 좋다. 매일 돈 안 들이고 할 수 있는 운동인 섹스를 열심히 하다 보면 살도 빠지고 부부간에 애정이 돈독해져 행복한 가정을 유지하는 초석이 된다.

성인병과 섹스

의사로서 항상 느끼는 것이 있다. 건강은 건강할 때 지켜야 한다는 것이다. 만약에 질병에 걸리면 그때는 이미 늦은 경우가 상당히 많다. 성인병 질환(당뇨병, 고혈압, 심근경색, 뇌경색, 뇌졸중, 치매, 발기불능, 비만, 고지혈증)과 암은 특히 그렇다. 그 중에 예방 가능한 것도 있고, 다시 노력해서 좋아질 수도 있지만 대개의 경우는 만성으로 가게 되고 결국은 그로 인해 사망하게 된다.

남성들의 성기능도 그렇다. 남자의 페니스는 성의학적으로 보면 작은 심장이다. 즉, 심장이 혈관으로 이루어졌듯이 페니스도 혈관으로 이루어졌다는 것이다. 그래서 심장의 기능이 떨어지면 제일 먼저 증상이 나타나는 것 중에 손발저림과 두통, 그리고 발기불능이다. 이 기관은 심장에서 가장 먼 기관으로 혈액순환에 이상이 생기면 가장 먼저 영향을 받는 조직이다.

특히 발기불능은 혈액순환과 밀접한 관계가 있다. 만약에 젊었을 때 매일 술을 마시고 담배에 쩔어 살고 운동은 하나도 하지 않았다면 거의 대부분 30대 후반부터 발기불능이 나타날 수 있다. 처음에는 가끔 발기불능이 되다가 점차 그 빈도수가 많아진다면 그때는 이미 모세혈관에 적신호가 온 것이다. 이때를 놓치면 안 된다. 만약에 이때를 놓치면 거의 대부분 7~8년 후에는 심근경색이나 심장마비가 온다.

그래서 젊었을 때 술, 담배를 하더라도 혈액순환이 잘 되게 운동을 주기적으로 해야 한다. 적어도 일주일에 3번 이상 숨이 찰 정도로 유산소운동을 해야 한다. 만약 술, 담배를 과하게 하면 매일 운동을 해야 한다. 술, 담배를 않더라도 운동은 해야 한다. 발기불능이 찾아오면 본인도 불행해지지만 파트너도 매우 불행해진다. 만약에 페니스에 문제가 생겼다면 암선고를 받은 것처럼 식습관, 술문화, 금연 등 건강을 해치는 모든 행동을 자제해야 한다. 그렇지 않으면 서서히 모세혈관에서 시작된 병이 몸 전체로 퍼지게 된다.

또한 이것은 여성에게도 해당된다. 자신의 몸매관리, 피부관리, 자궁관리, 혈액순환관리, 지적능력관리 등등 관리를 해야 한다. 남자들 발기에 장애가 오듯이 여자들도 냉증이 생기거나 갑자기 오르가슴이나 성욕에 문제가 생긴다. 또 손발이 차지거나 고지혈증, 비만이 생기면 이때가 여자들에게 적신호다.

건강이든 사랑이든 행복이든 있을 때 잘해야 한다. 가족, 건강, 사랑은 유리공이다. 깨지면 그만이다. 하지만 일, 돈, 명예 등은 고무공이어서 깨지지 않는다. 그래서 유리공인 것들은 있을 때 잘 관리해야 한다. 만약에 유리공과 고무공을 선택해야 하는 상황이 오면 반드시 유리공을 먼저 선택해야 한다.

변태는 정신과 치료가 필요하다

성문화가 개방적으로 변하고, 섹스를 통해 사랑보다 쾌락을 추구하다 보면 결국 그 끝은 어디일까? 정상적인 것으로는 만족을 못하는 상태가 된다고 한다. 정상적인(?) 성행위로 만족을 못해서 계속 새로운 것을 추구하는 것을 보통 사람들은 '변태'라고 한다. 변태성욕자, 그 종류도 다양하고 형태도 다양하다. 하지만 진정한 변태는 파트너가 원하지 않은 섹스를 하자고 강제하는 사람이 변태이다. 그래서 서로 합의가 된 섹스는 절대로 변태가 아니다.

최근 어떤 여성이 상담을 해왔다. 남편이 '쓰리썸(threesome)'을 하자고 제안을 해왔다고 한다. 즉, '2+1'을 하자고 했다는 것이다. 부인에게 남편이 남자를 한 명 더 부를 테니 세 명이 섹스를 하자는 것이었다. 만약 그녀가 거절을 하면 남편은 바람을 피우거나 밖에 나가서 하겠다는 것이고, 만약 그녀가 허락을 하면 남편은 나중에 의처증에 이상한 상상에 그래서 결국 이혼을 하게 될지도 모른다. 그녀는 가정을 지키고 싶어 하고 남편을 잃고 싶지 않다고 했다. 그렇다면 그녀는 어떤 선택을 해야 할까?

비슷한 경우로 '스와핑'이 있다. 여러 부부가 섹스를 하는데 계속 파트너를 바꿔가면서 하는 것이다. 즉, 일대일로 섹스를 하지만 파트너는 계속 바꾸면서 하는 것인데 인텔리 중에 그런 것을 하자고 제안하는 남자가 많다고 한다. 하지만 이것도 결말은 이혼으로 끝나는 경우가 많다. 왜냐하면 남자는 상상의 동물이기 때문이다. 자기가 일하는 시간에 부인이 다른 남자와 섹스를 하는 장면을 떠올리거나, 부인이 자기의 페니스와 다른 남자의 페니스를 비교해서 자기를 무시하지 않을까 하는 생각, 다른 남자의 섹스테크닉이 좋아서 부인이 바람나지 않을까 하는 생각으로 괴로워 하다가 참지 못한다는 것이다.

우리나라는 드물지만 외국에서는 마약을 복용하고 섹스를 하는 사람이 많다고 한다. 처음에는 그런 섹스가 매우 자극적이지만 그것에 중독이 되다보면 정상적인 섹스로는 만족을 못하게 되고, 또 쾌락의 강도도 강해져서 그냥 하는 섹스는 밋밋하게 되어버린다. 모든 쾌락은 항상 강도가 강해지는 쪽으로 가지 약해지는 쪽으로는 가지 않는다. 그래서 중독이라는 말이 사용된다. 마약도 중독이 되고, 그래서 그로 인해서 섹스도 망가지게 된다. 쾌락 위주의 섹스는 그래서 경계해야 한다. 쾌락은 절대로 만족이 없기 때문이다.

가학, 피학 형태의 섹스가 있다. 누군가를 때리거나, 누군가에게 맞으면서 섹스를 해야 쾌감을 느끼는 섹스이다. 그 외에도 여러 종류의 섹스가 있다. 하지만 섹스는 서로의 합의하에 하면 정상이고, 합의가 없이 본인의 의지대로만 하려고 하면 변태가 되고, 강간이 되고, 불행이 된다. 섹스는 둘이 하는 게임이고 놀이이다. 변태적인 섹스에 자신도 모르게 발을 들여 놓았다면 반드시 정신과적인 치료를 받거나 전문의와 상담해야 한다.

혈압약으로 갑자기 성기능 장애가 생겼을 때

나와 친한 여성이 어느 날 나에게 상담을 해왔다. 남편이 갑자기 발기가 안 된다는 것이었다. 물어보니 최근에 고혈압이 생겨서 내과에서 약을 복용하고 있다는 것이었다. 그래서 혈압약이 원인인 것 같다고 얘기를 해주었다. 그런데 문제는 혈압약을 안 먹자니 뇌출혈이나 다른 합병증이 걱정되고, 혈압약을 계속 복용하자니 발기가 안 되어서 짜증이 나는데 어떻게 했으면 좋겠느냐는 것이다. 이럴 때 어떻게 해야 할까?

40~50대가 되면 남성이든 여성이든 10명 중에 3~4명은 어떤 질환에 걸리게 된다. 50~60대가 되면 그 숫자가 늘고, 60세가 넘으면 10명 중에 5~6명이 혈압, 당뇨, 고지혈증, 갑상선 기능 이상, 우울증, 불면증 등으로 무슨 약인가를 복용하게 된다. 70대가 넘으면 8~9명이 병원 약을 복용하게 된다.

자신이 느끼기에 다른 이상은 없는 것 같은데 어떤 질환에 걸리거나 치료약물을 복용하면서 갑자기 성기능 장애가 온다. 나이만으로도 성기능이 저하되는데 약물치료를 하면서 남자들은 발기가 안 되고, 여자들은 질이 건조해지고 오르가슴을 느끼기 어려워진다.

이럴 때 어떻게 해야 할까? 약을 안 먹어야 하나, 성기능을 포기해야 하나? 오히려 혈압이 정상이 되고 당뇨 조절이 되면 발기가 더 잘 되어야 맞는 것이 아닌가? 왜 두 가지를 모두 해결하지 못하고 한 가지만 해결하는 약을 의사는 처방해주지? 실제로 미국에서는 혈압약을 처방해 주었는데 발기장애가 올 수 있다는 얘기를 하지 않은 의사는 환자에게 고발을 당하기도 한다. 혈압을 떨어뜨려 주라고 했지 발기가 안 되게 하면 어떡하느냐는 것이다.

이런 문제로 고민하는 사람이 상당히 많다. 실제로 이런 일들이 많이 일어나고 있고, 하지만 벙어리 냉가슴 앓듯이 참고 지낸다. 죽고살고 하는 질환을 치료해주는 의사에게 성기능을 얘기하는 것은 사치스러운 일인 것 같아서 병을 치료하면서 성기능을 희생양으로 삼는다. 정말로 꼭 이 방법밖에 없을까? 이런 문제를 성학자나 의학자, 과학자라고 모를까? 그들도 모두 그런 문제를 고민했다. 그리고 그 해답을 내놓기 위해 노력하고 있다.

성기능에 문제를 일으키는 약물에는 우울증약, 고혈압약, 정신과약, 피임약, 진통제, 술, 담배 등이 가장 흔하다. 매우 흔한 질환이다.

우울증약은 성욕을 감소시키고 발기장애를 가져오거나, 오르가슴을 어렵게 하고 사정이 잘 안 되게 한다. 이런 약에는 Citalopram, Escitalopram, Fluoxetine, Fluvoxamine, Paroxetine, Sertraline, Duloxetine, Venlafaxine, Imipramine, Phenelziine 계통으로, 이때 이 약을 5-HT-2 효과가 적은 약으로 바꾸는 것이 좋다. 그런 약으로는 Agomelatine, Amineptine, Bupropion, Monobemide, Mirtazapine, Nefazodone이 있고, 이 약으로 바꿔서 복용하면 성기능 장애가 훨씬 줄어든다.

고혈압약은 발기장애를 일으키는데, 그 기전은 명확하지 않다. Thiazide 이뇨제는 사정과 발기에 문제를 일으키고, Calciium channel blocker(CCB), Angiotensin-converting enzyme(ACE) inhibitor는 성기능

에 영향을 덜 미치고, Beta-blocker는 복합적인 영향을 미친다.

정신과약은 성욕과 오르가슴, 발기, 역사정에 영향을 미친다. 그 원인은 이 약물이 고프로락틴혈증을 일으키기 때문인데, 그 기전은 명확하지 않다. olanzapine, risperidone, haloperidol, clozapine, thioridazine은 40~60%에서 성기능 장애를 일으키고, 프로락틴에 영향을 덜 주는 약물인 quetiapine, ziprasidone, perphenazine, aripiprazole은 16~27%에서 성기능 장애를 일으킨다.

피임약은 성교통, 질건조와 관계가 있는데, 성욕과는 관계가 없다고 알려졌다. 한편 임플라논은 팔 안쪽에 심는 이식피임법인데, etonorgestrelrod로 성욕을 감소시킨다.

Heroin은 마약성 진통제인데 성욕, 오르가슴에 영향을 미치고 5배 정도 발기기능을 감소시킨다. methadone을 사용할 경우 68.5%에서 발기력이 감소하는데, methadone 대신 buprenorphine으로 바꾸면 성기능 장애를 훨씬 줄일 수 있다.

1주일에 8잔 이상 술을 마시면 발기기능에 68% 영향을 미치며, 담배는 혈관을 수축시켜서 성기에 가는 혈류량을 줄이고 에스토로겐과 테스토스테론에도 영향을 미쳐서 발기기능을 줄인다. 하지만 담배를 끊으면 발기능력이 다시 좋아질 수 있다.

32세 남성이 갑자기 7개월 전부터 사정이 안 된다기에 과거력을 물어보았더니 최근 9개월간 paroxetine이라는 항우울제를 복용했다는 것이다. 그래서 약물에 의한 사정장애라고 생각을 하고 우울제를 buspirone으로 바꿨다. 약을 바꾼 지 2주 이내에 그의 사정능력은 회복이 되었다.

결론적으로 말하면 만약에 어떤 치료를 시작하고 성기능에 문제가 생기면 담당의사에게 찾아가서 약에 대해서 상의를 하고 성기능 장애를 덜 일으키는 약으로 바꿔줄 것을 제안해야 한다. 생각보다 많은 남성이 성기능 장애가 있는데도 그러려니 하고 참고 지낸다. 약을 바꾸기만 해도 되는데, 이렇게 간단하게 자신의 성기능에 영향을 덜 미치는 약을 선택할 수 있다는 것을 알면 반드시 의사와 상담하시기 바란다.

약을 바꾸는 것 말고도 성감대를 자극하거나, 섹스 외에 친밀감을 높일 수 있는 키스, 애무, 포옹을 더 많이 활용하고, 성적 혹은 비성적 대화를 통해서 파트너간의 유대를 깊게 하는 것도 중요하다. 어떤 질환에 걸려서 치료하는 것보다는 예방하는 것이 더 중요하다는 것은 너무나도 잘 안다. 특히 성기능에 자신의 육체적 건강과 정신적 건강이 가장 중요한 요인이라는 것은 반드시 명심해야 하고, 지킬 수 있을 때 지키고, 더 심해지기 전에 생활 습관을 바꾸는 노력을 해보자. 병도, 성기능도, 사람의 관계도, 사랑도 지킬 수 있을 때 지켜야 한다.

발기부전제 사용설명서

남성은 페니스가 발기가 되지 않으면 자기 인생이 끝났다고 생각한다. 또한 부부의 성생활은 끝났고 나머지 부부로서의 삶은 죽음과 같다고 생각한다. 하지만 할 수 있는데 안 하는 것과 하고 싶은데 할 수 없는 것은 다르다.

1999년 8월 비아그라가 나온 후 발기가 안 되었던 남성의 무기력한 삶이 활기찬 삶으로 변했다. 비아그라가 나오기 전에는 발기가 안 되는 남성은 성생활을 포기해야 했었다. 마치 안경이 나오기 전에는 눈이 안 보여서 글을 읽을 수 없었던 것과 같다. 피임약이 나오기 전에는 여성들이 애를 낳고 키우면서 평생을 바쳐야 했으나, 지금은 출산을 조절해서 자기 삶을 계획할 수 있다.

비아그라는 남성들에게 커다란 빛과 힘이 되었다. 비아그라가 나오면서 한의원의 매출이 절반 이하로 줄었다고 한다. 위대한 인간의 발명품 중의 하나인 비아그라를 호주머니에 가지고 다니는 중년 남성들이 많다는 얘기도 들었다.

하지만 좋은 약도 알고 써야 한다. 비아그라, 레비트라, 시알리스, 자이데나 등은 모두 음경에 작용해 발기에 관여하는 효소인 PDE-5를 억제하는 작용기전은 똑같고 화학구조만 조금씩 다르다. 딱히 어느 것이 더 좋다고 말하기 어렵다. 각각의 장단점을 보면 다음과 같다.

약의 효능이 시작되는 시간으로 보자면 시알리스는 30분(빠르면 16

분), 레비트라는 25분~1시간(빠르면 15분), 비아그라는 1시간(빠르면 20분), 자이데나는 30분~1시간 정도이다. 작용 지속시간은 시알리스가 24시간~36시간으로 비아그라(4시간), 레비트라(5시간), 자이데나(12시간)보다 훨씬 길다. 그러나 하루에 여러 번 하지 않는다면 지속시간이 길다는 것이 큰 장점은 아니다.

시알리스는 약물 지속시간이 가장 길다는 점 때문에 사람들이 호기심으로 많이 찾는다. 하지만 두통이나 얼굴 화끈거림 같은 부작용이 있을 경우 비아그라는 4시간이면 없어지지만, 시알리스는 36시간 동안 두통이 있을 수 있다. 시알리스의 장점 중에 하나는 약물 복용 시 음식이나 술 같은 물질과 상호작용이 없어 음식이나 술과 상관없이 복용할 수 있다는 점이다. 술을 마시게 될 경우 작용하는 시간이 조금 늦게 나타날 수도 있고, 작용이 나타나기를 기다리다가 잠이 들어버리면 약값만 아까울 수도 있다.

아직은 사람들이 비아그라를 가장 선호하지만 비아그라는 중국산 가짜약이 많은 것이 단점이다. 비아그라를 판매하는 화이자는 제품의 안전성을, 레비트라를 공동 마케팅하는 바이엘-글락소는 발기 강직도를, 시알리스를 판매하는 릴리는 약효 지속시간을 강조한다. 자이데나를 판매하는 동아제약은 가격이 30% 싸다는 것을 가장 강조하고 있다. 나름대로의 장단점이 있다.

비아그라는 성행위 1시간 전에 복용하되, 효과가 없는 경우에 복용 후 24시간 이내에 추가로 복용해서는 안 된다. 두통, 얼굴이 화끈거리고 빨개짐, 시각장애, 소화장애, 속 울렁거림, 코 막힘 등 부작용이 있으면 즉시 응급실 방문해야 한다. 현기증(혈압강하), 지속발기증(4시간 이상 발기가

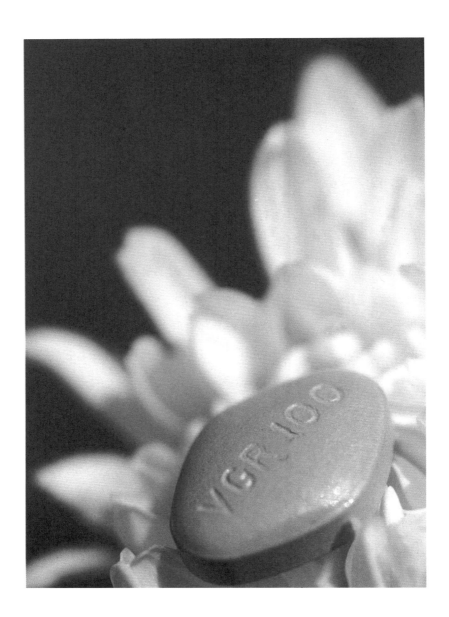

지속됨), 흉통 등도 마찬가지다. 일부 약물과 병행하여 투여하면 위험하기 때문에 꼭 의사의 처방을 받아야 한다.

레비트라 역시 성행위 약 25분 내지 60분 전에 초회 권장용량 10㎎을 경구 투여한다. 유효성과 내약성에 따라 용량을 20㎎까지 증가 또는 5㎎까지 감소할 수 있다. 최대 권장용량은 1일 1회 20㎎이다. 이 약을 투여한 임상시험에서 어지러움과 시각이상이 보고되었으므로, 복용한 후 어지러움이나 시각 이상을 느끼는 경우 기계조작이나 운전을 하지 말아야 한다. 역시 다른 약과 병용하는 경우 의사의 상담을 요한다.

레비트라의 약효 발현시간은 최단 10분, 약효 지속시간은 최장 12시간으로 발기부전 환자들이 시간에 구애받지 않고 강한 발기 강직도로 만족스러운 성관계를 할 수 있도록 해준다. 또한 당뇨 환자, 우울증 환자, 전립선 절제술을 받은 환자들에게 효과가 좋은 사실이 임상시험을 통해 입증된 바 있다.

시알리스는 성행위 30분 전에 복용, 36시간 지속되는 특성을 갖고 있다. 복용 당일 저녁에 성행위가 예상되는 경우, 오후 시간대에 복용할 수 있다. 식사에 상관없이 복용할 수 있으므로 어떠한 음식과도 함께 복용할 수 있다. 복용 후 발기를 유발하기 위해서는 신체적 혹은 시각적인적 자극이 꼭 필요하다.

다른 혈압약(니트로글리세린, 아밀나이트레이트, 질산이소소르비드)과 함께 사용하면 혈압강하 작용이 증강되어 과도하게 혈압이 떨어질 수 있으므로 주의해야 한다. 환자의 눈에 갑작스런 시력상실이 발생하는 경우가 있을 때는 중단하고, 알코올과 이 약의 병용 투여 시 심박수의 증가와 혈압감소, 어지럼증, 두통 등의 증상이 나타날 수 있다.

자이데나는 성행위 30분~1시간 전에 복용하면 12시간 지속효과가 있다. 동아제약이 국내 최초로 개발에 성공한 경구용 발기부전 치료제로 기존의 동일기전 1세대 경구용 발기부전 치료제에 비해 강력한 발기유발 효과를 나타낼 뿐만 아니라 두통, 얼굴 화끈거림, 소화불량, 비염, 시각장애 등 부작용이 적다고 회사측은 설명한다. 기존제품 대비 약가가 30%정도 저렴하다.

어떤 제품도 아직 복용해보지 않았다면 우선 각각 1정씩 처방 받아서 복용해보고 자신에게 제일 맞는 제품을 찾는 것이 좋다. 반드시 의사의 처방이 있어야 하는 전문 의약품이지만 발기가 안 되어서 고민하는 사람에겐 너무나 훌륭한 약들이다.

여성용 비아그라도 만들었지만 상업화하는 데는 실패했다. 그 이유는 여자의 불감증의 이유가 너무나 다양하고, 똑같은 약을 복용해도 여자마다 다르고, 같은 여자도 그날의 기분에 따라 반응이 다르기 때문에 객관적인 결과를 얻기 어려웠기 때문이다. 하지만 불감증이 있는 경우 여성도 남성처럼 질의 혈류량을 늘려주기 때문에 자궁의 냉증이나 불임, 불감증에 사용해 볼 수 있다. 남성의 페니스가 뜨거워지듯이 여성의 자궁도 뜨거워질 수 있다.

불감증과 섹스리스를 극복하는 방법

'MBTI'라는 성격유형 검사가 있다. 칼 융의 두 여제자 메이어스와 브리그스가 만든 성격유형 검사로, 16가지로 인간의 성격을 분류한다. 총 93 문항의 질문을 대답하면 자신이 외향적인지 내향적인지, 감각적인지 직관적인지, 논리적인지 감정적인지, 판단형인지 인식형인지를 구분한다. 그런데 신기한 것은 암성 성격이 있고, 외톨이 성격이 있다는 것이다.

암성 성격은 주로 S형(공무원형)과 J형(개미형)이 많은데, 부정적이고, 다른 사람의 말을 잘 안 믿고, 깐깐하고 완벽주의형이다. 그들은 N형(스티브잡스형)과 P형(베짱이형)의 행동을 보이는 사람들을 볼 때 '저 사람은 왜 저래?', '저 사람은 왜 저렇게 행동할까?'라고 생각하고 이해를 잘 못하고 스트레스를 받는다.

그런데 그 스트레스를 잘 다스리면 좋겠는데, 그것 때문에 자신은 점점 병에 걸리게 된다. 그럴 때는 '저럴 수도 있겠지', '저 사람은 저럴 수밖에 없는 이유가 있겠지'라는 공감능력을 키우는 것이 정답인데, 그게 안 되니까 암에 걸리고 병에 걸리는 것이다.

일반적으로 성격이 한쪽으로 치우쳐져 있는 사람은 다른 한쪽으로 치우쳐져 있는 사람을 이해하거나 공감하기를 어려워한다. 다른 성향을 보이는 사람을 보면 불편하고, 그들의 행동이나 말투를 이해하기 어렵다. 그런 사람을 만나면 불편하기 때문에 피해버리고 상대를 안 하는 경우가 많다. "저는 그런 사람과 아예 말을 안 섞어요", "맘에 드는 사람과 사는 것도 피곤한데, 안 맞는 사람과 상대를 왜 해요?" 식이다.

하지만 본인과 맞지 않는 성향의 사람이 타인이 아니라 가족이라면 어떨까? 남편이라면? 아내라면? 자식이라면? 시부모, 처가부모라면? 그들과 성향이 다르고 잘 안 맞는다고 무시하면서 살 수 있을까?

떼려야 뗄 수 없는 관계이기 때문에 평생을 스트레스 받으며 살아갈 수밖에 없다. 스트레스를 받지 않으려면 생각 자체를 바꿔야 한다. 본인과 성향이 다른 사람은 '틀린 사람(Wrong), 옳지 않는 사람'이 아니라, 그냥 본인과는 '다른 사람(Different)'인 것이다.

불감증으로 병원에 오는 사람들이 있다. 주로 현모양처이거나 이기적이거나 아주 똑똑한 사람들이다. 그들은 남자에게 아양을 못 떨고 자존심이 강하고, 그리고 양보를 못하고, 이기적이거나 독립적인 여성들이거나 혹은 남성들이다. 그런 여성들이나 남성들은 타협도 잘 못하고, 양보도 잘 하지 않는다. 그래서 이혼을 하기도 하고, 섹스리스로 살기도 한다. 자기를 굽히거나 성질을 죽이느니 차라리 혼자서 사는 것이 낫다고 생각한다. 그런데 그런 사람들이 사랑을 받고 싶어 한다. 어떻게 할까?

성격상 절대로 굽히지 못하는 사람들이 있다. 하지만 그들도 사랑이 필요하다. 또한 그 사람들도 사랑에 빠지면 애교를 부린다. 하지만 사람에 익숙해져서 애교를 부리지 않아도 될 정도로 편해지거나 습관적인 사이가 되면, 그 다음에는 자기의 성격대로 행동한다. 강하고, 양보하지 않고, 자존심 세고, 그리고 타협하지 않는다.

그럴 때 사랑을 못 받으면 섹스리스를 거쳐서 발기불능이나 불감증이 서서히 찾아오게 된다. 마음으로는 너무나 외롭고 사랑을 받고 싶은데, 자신은 상대방을 배려하거나 사랑을 먼저 주려고 하지 않는다. 이 노릇을 어떻게 할까?

당신이 먼저 양보하고 배려하나요? 당신이 약간 손해 보려고 하나요? 상대방이 말도 안 되는 행동을 할 때 왜 그렇게 행동하는지 이해하려고 노력해 보았나요? 내가 외롭다고 느낄 때 상대방은 얼마나 더 외로울지 생각해 보았나요? 나의 행동과 말로 인해 내가 상처를 준 사람은 없다고 생각하나요? 나의 성격으로 인해 내가 스트레스를 받고 있지는 않나요?

성격이 사람의 인생을 좌지우지하거나 행복과 불행을 만들 수 있고, 자신의 운명을 바꾸거나 고착시킬 수도 있다. 모든 일은 피드백이다. 주고받는 것이다. 내가 사랑을 주면 그 사랑이 나에게 오고, 내가 외로움을 뿌리면 내가 외롭게 되고, 내가 화를 내면 나에게 독불장군이라는 딱지가 붙는다.

만약에 여러분이 사랑을 받고 싶다면 먼저 주어야 한다. 그것이 정답이다. 그것이 세상을 살아가는 원리이다. 만약에 당신이 섹스리스라면 먼저 손을 내밀어보아야 한다. 만약에 당신이 '돌씽'이라면 내가 너무 이기적이지 않았는지 생각해보고, 먼저 사랑을 베풀고 이해를 해야 한다. 내가 불감증이라면 먼저 상대방을 애무해주어야 하고, 상대방의 마음을 먼저 보듬어주고, 먼저 칭찬해 주어야 한다. 세상은 모든 것이 내 할 탓이다. 사랑도 예외는 아니다.

부부관계를 망치는 나쁜 성생활습관 6가지

좋은 습관을 가진 사람이 실패할 수 없고, 나쁜 습관을 가진 사람은 성공할 수 없다. 아이를 훌륭하게 키우고 싶으면 좋은 습관을 키워주면 된다. '세살버릇 여든까지 간다'는 말은 진부하지만 진리 중의 진리다. 수학 공식을 가르쳐주고, 영어단어를 외우게 하는 것보다 어른을 공경하고, 사람을 만나면 인사를 잘하고, 일찍 일어나고, 모든 것에 호기심을 갖고, 책을 가까이하고, 검소하고 작은 것에 감사하고, 약속시간 5분 전에 도착하고, 매사에 긍정적이고, 시간을 절약하는 습관 등을 잘 가르치면 다른 것들은 저절로 따라온다. 초등학교 때까지는 좋은 습관을 갖도록 부모가 조교처럼 잘 가르쳐야 한다.

섹스 습관도 마찬가지다. 신혼 때 했던 사랑의 습관이 평생 간다. 그래서 한 가지 체위로 버틴 사람은 평생 그렇게 한다. 하지만 신혼 때 여러 가지 체위를 시도해보고, 장소와 분위기도 바꿔보고, 같이 연구하고 대화를 한 부부는 평생 다양한 성생활을 하게 된다.

하지만 우리나라의 성문화는 단순하고 척박하다. 섹스에 대해 제대로 배울 곳이 없었다. 특히 지금의 60~70대는 전쟁을 겪고 보릿고개를 겪은 세대다. 먹고 살기 힘들어 섹스에는 신경 쓸 겨를도 없었다. 애를 낳는 수단으로 섹스를 했고, 남성 위주의 섹스를 했다. 섹스에 대한 가치관과 형태는 나이별로 다르다.

10~20대는 90% 이상이 불을 켜고 오럴섹스를 한다. 특히 요즘 중고

등학생, 특히 남학생 사이에서 고1이 될 때까지 처녀하고 섹스를 못해보면 남자 취급을 못 받는다고 한다. 그들에게는 오럴섹스가 당연한 섹스의 코스다. 에피타이저를 먹듯 전희 역시 빼놓을 수 없는 코스다. 메인 요리가 먼저 나오는 법이 없듯이 전희를 빼뜨리고 하는 섹스는 젊은 세대에게는 있을 수 없는 일이다. 하지만 그들은 즐기는 섹스를 위해서 콘돔을 잘 사용하지 않고 성병에 대해서도 매우 무지하다. 그들에게는 섹스가 별로 심각하지 않고 책임감이 동반되지 않는 경우가 많다.

30~40대는 어느 정도 섹스에 대해서 맛을 아는 나이다. 피임이나 성병이 중요한 줄도 알고, 이제 오르가슴을 느끼는 섹스가 무엇인지도 안다. 하지만 부부사이에 권태기가 오기도 한다. 과일로 치면 수박이나 귤처럼 맛있는 섹스를 할 수 있는 시기이니까 그 시기를 놓치면 평생 후회한다. 섹스에 있어서는 이때가 전성기가 아닐까 한다. 하지만 어떤 부부는 이 시기를 싸움으로 끝내버리기도 한다. 성생활에 대한 가치관과 형태, 나이별로 달라 습관을 체크하고 잘못된 점을 개선해야 함께 행복해질 수 있다.

50~70대의 섹스는 갱년기나 노인의 성으로 들어갈 수 있다. 보수적이고 소극적인 성생활을 한다. 부모에게 배운 것도 없고, 어려운 시절을 살아서 성은 종족보존의 기능으로 아는 세대이기도 하다. 젊고 건강할 때 성을 좀 누릴 걸 하는 후회도 하는 시기이다. 인간은 가지고 있을 때는 모르다가 그것을 잃은 후에야 후회를 하는 동물이니까. 남성들은 발기력이 많이 줄어들고 여성들도 성욕이 줄고 애액도 적어져서 성교통도 생기고, 어떤 부부는 아예 섹스를 안 하려고도 한다. 성적인 패턴에 변화와 노력이 많이 필요한 시기이다. 꼭 삽입섹스만 섹스가 아니라는 것도 알아야 한다.

부부사이에 섹스가 없이 정으로도 살 수 있다는 것을 깨닫는 시기이기도 하지만.

어머니가 해주는 음식에 길들여지듯, 섹스도 부부가 서로를 길들인다. 길들일 때 좋은 습관을 갖는 것이 중요하다. 좋은 습관을 갖게 되면 부부가 평생 건강하고 서로 사랑하면서 살 수 있지만, 나쁜 습관을 들이면 작은 자극에도 가정이 깨지게 된다. 당신에게 다음과 같은 섹스의 나쁜 습관이 있는지 한번 체크해보기 바란다.

❶ 부부싸움을 하면 화해할 때까지 각방을 쓰거나 섹스를 하지 않는다

섹스를 무기로 사용하는 부부가 있다. 싸우거나 기분이 나쁘면 절대로 섹스를 안 해준다. 상대방이 미안하다고 굽히고 들어올 때까지 절대로 하지 않는다. 처음에는 마음이 약한 사람이 어쩔 수 없이 사과를 하고 굽히지만, 나이가 들면서 서로 사과를 하지 않는다. 이러다가 평생 섹스를 안 하게 될 수도 있고, 자존심에 상처를 입어 앙금이 생기거나 새로운 섹스파트너가 생기기도 해서 결국 가정이 깨지기도 한다. 섹스는 싸움의 무기가 아니라 화해나 대화의 도구로 사용해야 한다.

❷ 나의 성욕대로 섹스를 한다

내가 하고 싶을 때 하고, 내가 하기 싫으면 안 한다. 전혀 상대방의 감정이나 욕구를 이해하지 않거나 무시하는 부부이다. 이런 습관을 들이면 처음에는 본인이 편할지 모르지만 나중에 파트너가 그대로 돌려준다. 다른 방식으로 다른 것을 통해서 보복을 당하게 된다. 꼭 내 주장만 하고 내가 하고 싶은 대로만 할 거면 왜 결혼이라는 제도가 필요하겠는가?

때로는 하기 싫어도 하고, 너무나 일방적인 섹스도 모르는 척 해주면서 해줄 수 있는 것이 사랑하는 사이다. 만약에 내 감정대로만 산다면 파트너에게 정말로 잘해주는 마음이 따뜻한 사람이 나타났을 때 두 사람의 관계는 풍전등화가 된다. 결국 그 책임을 지게 될 것이다.

외도하는 여자나 남자들의 얘기를 들어보면 부인이나 남편이 자기를 너무 외롭게 해서 외도를 한다고 한다. 즉, 외도하는 이유가 자신의 부인이나 남편이 너무 섹스를 안 해줘서라고 하는데, 자신이 섹스를 안 해주면 결국 외도를 부추기는 꼴이 되고 만다.

자신에게 중요하지 않은 일이 상대방에게는 엄청나게 중요할 수도 있다는 것을 명심해야 한다. 그리고 성욕이 강하다고 비난해서는 안 된다. 성욕이 없는 것이 자랑이 아니고, 성욕이 강한 것은 건강하다는 증거이지 부끄러움이 아니다.

❸ 우리는 섹스 없이도 행복하다

섹스 없이 손만 잡고도 잘 살 수 있다고 말하는 부부이다. 물론 섹스 없이도 부부가 살 수 있다. 만약에 그렇게 살려면 결혼을 하지 말거나 파트너를 자유롭게 해줘야 한다. 그리고 파트너에게 반드시 물어봐야 한다. 파트너도 섹스 없이 행복한지, 어떤 불만이 없는지 진심으로 물어보고 말로 하지 않은 것을 알아내야 한다.

대부분 한쪽이 성욕이 없거나, 한쪽이 섹스를 싫어하거나 발기가 안된다고 해서 파트너에게 강요해서는 안 된다. 이가 없으면 잇몸이 그 역할을 대신 하듯이, 섹스가 안 되면 오럴섹스나 마사지라도 해줘야 한다.

특히 조루인 남성은 치료하도록 노력해야 하고, 발기가 안 되는 남성은 인공 페니스라도 만들어야 할 수도 있다. 정말로 사랑하는 사람이 삽입 섹스를 원한다면 그런 노력이라도 해야 한다. 성욕이 강한 건강한 파트너에게 일방적으로 정절을 지키면서 긴긴밤을 지새우라고 하는 것은 고문이다. 언젠가 내 파트너에게 섹스파트너가 생길지 모른다.

❹ 한 가지 체위로 평생 한다

섹스가 재미가 있으면 밤을 새우면서 할 수 있지만, 재미가 없으면 천정 보면서 벽지타령을 하게 된다. 재미있게 하라. 오늘밤은 어떻게 재미있게 지낼 것인지 연구하라. 마치 매일 식사의 메뉴를 걱정하고 준비하듯이, 섹스의 메뉴도 준비하고 걱정해라. 매일이 재미있어질 것이고 밤이 기다려질 것이다.

❺ 친구, 술, 일 중독증이 있다

부부사이보다 더 중요하게 생각하는 것이 있다. 그래서 밥도 같이 안 먹고 여행도 잘 안 가고 시간도 같이 안 보내고 혼자서 무언가에 심취해서 사는 사람은 늙어서 절대로 대접받기 힘들다. 부부사이의 섹스도 일의 하나로 보며 계획을 세우고 일하듯이 멋지게 해라. 그러면 삶이 훨씬 편안해지고 행복해진다.

❻ 사랑이 없는 섹스를 한다

하기 싫은데 의무방어전으로 섹스를 하는 사람이 많다. 남자는 자기 욕구를 채우기 위해서, 여자는 하기 싫어도 어쩔 수 없이 눈감고 대준다. 이런 섹스를 하는 것은 서로에게 미안할 일이다. 인간과 동물이 다른 점은 섹스를 통해서 사랑을 전달할 수 있는 것이다.

그 사람의 영혼을 느끼고, 그 사람을 마음에서 진정으로 사랑하고 존중하고, 그 사람이 행복해지기를 바라면서 하는 섹스는 힐링이 된다. 그런 감정은 금방 전달이 되고, 그 기운이 또한 나를 힐링할 수 있다. 감각에 집중하면서, 그 사람에게 감사와 사랑을 전달하는 섹스를 하자.

대부분의 사람이 한 명의 파트너와 평생을 산다. 한 명의 파트너에 만족을 못하고 다른 생각을 하는 대신 그 사람과 어떻게 행복하게 살 것인지에 대해 연구해보자. 그러면 너무나 좋은 방법들이 쏟아질 것이다.

좋은 습관은 행복의 시작이다. 결혼을 앞두고 있는 자녀가 있을 경우 성교육을 반드시 시켜야 한다. 혼수보다 더 중요하게 생각하고 좋은 성교육을 반드시 받아야 한다. 또한 중년의 권태기나 노년의 달라진 성생활을 위해서도 성교육을 받아야 한다. 재미있는 섹스를 하고 싶어도 성교육을 받아야 한다.

어떻게 해야 할지 모를 경우 좋은 프로그램에 등록해서 시간과 에너지를 투자해야 한다. 밥을 먹기 위해 숟가락, 젓가락질을 배우고 운전을 하기 위해 운전연습을 하고 시험을 치르고 합격을 해야 안전한 운전이 되듯이, 우리가 우리 몸을 잘 사용하기 위해서는 훈련과 교육과 연습과 시행착오와 노력이 필요하다. 그것이 두 사람이 같이 할 경우는 두 사람이 같이 배워야 한다.

섹스만큼 남녀 사이를 힐링하는 것은 전무후무하다. 사랑하는 남녀 사이의 섹스는 상처 난 영혼을 어루만져 줄 수 있고, 사회에서 지친 마음을 보듬어 줄 수 있고, 정말로 사랑 받는 충만한 느낌을 줄 수 있다. 부모나 자식이나 친구가 대신해줄 수 없고, 본인 스스로 노력해서 이룰 수 없는 강렬한 경험이다. 성에 대한 좋은 습관을 배워서 익히면 평생 써 먹을 수 있고, 남녀 사이에 유쾌하고 행복한 성으로 인해 행복한 삶으로 이끌어 줄 것이다. 좋은 섹스 습관을 갖자.

중년의 남녀 성욕차이 어떻게 극복하나?

남녀는 다르다. 남자와 여자가 가장 간과하기 쉬운 문제가 남녀가 다르다는 사실이다. 오죽이나 다르면 '화성에서 온 남자, 금성에서 온 여자'라고 했겠는가! 서로 다른 행성에서 온 것처럼 지구의 다른 나라가 아닌 다른 행성에서 온 것처럼 언어가 다르고 생각이 다르다.

왜 언어가 다르고 생각이 다를까? 그것은 뇌의 크기, 구조, 호르몬 종류, 호르몬 양, 호르몬이 나오는 시기가 모두 다르기 때문이다. 남자와 여자가 같다는 생각은 버리는 게 좋다. 남자와 여자는 밤과 낮처럼 다르기도 하다. 하지만 이 두 성이 서로 다르지만 서로를 이해할 수 없을 정도로 다르지는 않다. 만약에 우리가 이런 차이점들을 이해하고 감사하고 존중하는 법을 배울 수 있다면, 우리는 차이점을 극복하고 남녀의 관계를 더 굳건히 만들어 많은 행복을 누릴 수 있다.

같은 호르몬도 나오는 시기와 양이 다르다

도대체 남자가 섹스를 하고 싶은 날 여자는 그냥 밥이나 커피가 먹었으면 좋겠고, 여자가 섹스가 하고 싶은 때에 남자는 술이나 마시면서 일이나 하고 싶다. 남자가 신호를 보내도 여자는 아는 체를 안 하고, 여자가 너무나 하고 싶은데도 남자는 발기가 되지 않는다. 왜 그런 부조화를 이룰까? 둘이 같은 날, 같은 시간에 동시에 성욕이 증가하는 일은 불가능한 일인가?

항상 한쪽이 구걸을 하면서, 자존심을 구겨가면서 살아야 하나?

70개 이상의 화학물질이 뇌에 중요한 영향을 미치면서 우리의 감정과 반응에 영향을 준다. 호르몬은 혈류에 의해 전달되는 화학물질로, 남녀의 뇌가 작용하는 방식에 영향을 미친다. 남성에게는 테스토스테론, 바소프레신이 높고, 여성에게는 옥시토신, 세로토닌, 에스트로겐, 프로게스테론이 높다. 남성의 충동을 조절하는 테스토스테론과 바소프레신은 경쟁과 정복에 영향을 미치고, 여성의 옥시토신은 다른 사람과 대화하고 꼭 끌어안고 애정과 호의를 표현하는 데 영향을 미친다.

성욕에 가장 영향을 미치는 것은 테스토스테론의 양이다. 이 호르몬은 남자의 10대 중·후반에 가장 높고 꾸준히 증가되다가 35세가 되면 매년 1%씩 감소하기 시작한다. 하지만 여성의 테스토스테론은 양이 적게 분비되다가 30대 중반부터 증가하기 시작한다. 다시 말해 10대 중·후반의 남자는 걸어다니는 폭탄이고, 30대 중반의 여성은 잠재적인 폭탄이다. 즉, 20년 정도의 차이가 난다. 30대 전까지는 남자가 섹스를 하기 위해 온갖 아부를 떨어야 같은 나이의 여성과 섹스를 할 수 있지만, 30대 중반이 지나면 여성이 온갖 애교를 떨어야 남성과 섹스를 할 수 있다.

더군다나 갱년기가 지나면 남성의 테스토스테론은 더 많이 줄어든다. 이렇게 몸에서 분비되는 호르몬 때문에 남녀의 성욕이 엇갈리게 된다. 중년의 남자가 아내의 성욕을 두려워하는 것은 당연한 이치다. 특히 일에 찌들려 살거나 매일 술접대로 혈액순환에 문제가 있는 질환이 생기면(고혈압, 당뇨, 비만, 협심증, 심근경색, 뇌경색) 발기에 문제가 생기기도 한다.

'고독한 호르몬' 테스토스테론

테스토스테론은 남자의 행동과 기분에 영향을 준다. 이 호르몬은 남성의 적극성, 경쟁성, 독단성과 관계가 있다. 이 호르몬은 여자에겐 배란 시 40시간 동안 증가되어 있고, 남자는 항상 높게 증가되어 있다. 이 호르몬은 섹스를 원하게도 만들지만, 동시에 혼자 있고 싶어 하도록 만들기도 한다. 또한 이 호르몬은 정복하고, 때때로 혼자 있기를 열망하게 한다. 그래서 여자가 남자를 이해하기 어렵다.

테스토스테론의 '고독자 모습'은 남자를 이해하는 데 중요하다. 만약에 남자의 이런 모습을 이해하지 못하면 여자는 남자에게 어떤 식으로 다가가야 할지를 몰라 남자를 화나게 만들거나 이해를 못하는 여자로부터 도망치고 싶도록 만든다. 이렇게 남자가 혼자 있기를 갈망할 때는 혼자 있게 놔두어야 한다. 이때 같이 있고자 하면 남자는 절망하거나 분노하거나 방어한다. 그래서 여자와 달리 남자는 사랑하면서도 떨어져 있고 싶어 한다. 그것이 남자의 테스토스테론이 잘 분비되고 있다는 증거다.

남녀는 호르몬뿐 아니라 뇌도 다르다. 남성의 뇌는 뇌의 사고와 반응 센터를 척수에 연결하는 백색질을 여성보다 많이 가지고 있기 때문에 사고하고 반응하는 것보다는 몸이 먼저 반응하도록 설계되어 있다. 여성의 뇌는 좌우반구를 연결하는 백색질을 더 많이 가지고 있기 때문에 한꺼번에 많은 일을 할 수 있다. 언어와 감정 중추는 여자가 발달되어 있고, 남자는 감정적인 자극이 주어질 때 언어적으로 감정을 조절하지 않고 육체적으로 반응하는 경향이 더 강하다. 또한 여성은 자신이 경험하는 감정들에 대하여 잘 털어놓고 양육하고 보살피고 친구가 되어 주는 성향을 가지고 있다.

이런 차이는 우리가 태어나기 전부터 이미 예정되고 결정되었다. 그래서 우린 이런 차이를 인정하고 어떻게 조화를 시킬 것인지에 대해 연구하고 노력해야 한다. 서로를 이해하면 서로에 대해 좀 더 현실적인 기대를 가질 수 있다. 그렇게 되면 우리는 좌절이나 실망, 분노 대신 이해와 배려와 타이밍 조절로 서로에게 맞춰 갈 수 있을 것이다. 그러면 남녀는 서로를 감사하고 더욱 성장할 수 있다.

만약에 도저히 이런 차이를 극복할 수 없다면 호르몬 치료로 이런 차이를 극복할 수 있다. 너무 성욕이 약한 사람이 있다면 테스토스테론을 보충해주면 이 차이를 좁힐 수 있다. 만약에 이 호르몬이 너무 넘치는 사람은 그 에너지를 일이나 창조적인 것에 사용하면 영웅이나 예술가, 성공하는 사업가가 될 수 있다. 하지만 다른 곳에 사용하면 성폭력자나 범법자, 강간이나 성폭행으로 감옥에 가야 할 수도 있다. 이제 중년의 데미 무어와 그녀의 너무나 젊은 남자친구를 아주 좋은 속궁합으로 이해할 수 있을 것이다.

성기 크기가 다른 이성과의 섹스

여성이 크고, 남성이 적은 경우

처음에는 서로 크기가 맞더라도 오래 살다보면 여자는 애를 낳으면서 헐거워지고, 남자는 나이가 들면서 발기력도 적어지고, 특히 살이 빠지면서 페니스의 크기도 같이 적어진다. 수학공식과 같다. 여성은 크기를 줄이고, 남성은 크기를 키운다. 주로 산부인과나 비뇨기과에 방문을 하면 수술로 간단히 교정이 가능하다. 아주 빨리 교정할 수 있는 방법이다.

하지만 수술을 하기 싫어하거나, 할 수 없을 경우는 여자가 케겔운동을 열심히 해야 한다. 케겔운동은 너무나 유명하니까 잘 알겠지만 항문을 조이는 운동을 하면 된다. 만약에 남자의 경우라면 G-spot을 자극하기 위해 테크닉을 열심히 연마해야 한다. 질 안에 있는 G-spot을 자극하면서, 한 손으로는 클리토리스를 같이 자극하면 여자의 질이 조여와서 서로 만족할 수 있다.

남자가 크고, 여자가 작을 경우

이것이 이상적일 것 같아서 많은 사람들이 이런 상황을 바란다. 대부분의 비뇨기과와 산부인과 하는 수술이다. 다다익선, 금상첨화라고 말할 수도 있다. 그것 때문에 남성들이 너무 크기를 키우는 경우가 있다. 도저히 상상이 안 되게 크기를 키우는 경우도 있는데, 그럴 경우 빅 사이즈 옷을 사기 힘들어서 아무 옷이나 맞으면 입어야 하는 것처럼 섹스도 아무나 맞으면 해야 하는 경우가 생길 수도 있다.

또한 평소에는 맞았는데 여성이 갱년기에 왔거나, 흥분이 잘 안 되어서 질이 잘 안 늘어나거나, 남성이 애무를 잘 안 해 줄 경우 여성은 섹스가 공포나 통증이 된다. 만약에 수술을 안 했는데도 천연적으로 남성의 크기가 크다면 궁합이 안 맞아서 여자는 남자를 피해 도망다녀야 한다. 그야말로 여자에겐 섹스가 공포가 된다.

여자가 넓으면 좁히기라도 하고, 남자 것이 적으면 키우기라도 하지 남자의 페니스가 자연적으로 너무 클 경우 잘라낼 수도 없고 난감하다. 특히 덩치가 큰 남자나 흑인 남성과 아주 작은 여자가 살 경우는 크기의 차이가 있을 것으로 보인다. 일단 수술로 여자의 질을 넓히는 방법이 가장 쉽다. 하지만 신혼 초에는 질이 적다가 애를 낳은 후에는 질이 넓어지니까 약간은 기다려 보는 것도 한 방법이다.

다른 방법은 여자를 충분히 애무해 애액이 많은 상태에서 아주 서서히 삽입을 하는 것이다. 왜냐하면 여자는 흥분하면 애액이 나오고 질도 넓어진다. 하지만 늘어나는 것도 어느 정도이지 크기 차이가 심할 경우에는 삽입할 때부터 통증이 느껴질 수 있고, 섹스 내내 질이 붓고 아파서 여자는 흥분도 안 되고 빨리 섹스가 끝나기만을 기다릴 수도 있다.

이미 질이 작은 여자랑 결혼한 페니스가 큰 남자는 섹스를 어떻게 해결할 것인가? 그런데 의외로 이런 문제 때문에 산부인과에 찾아오는 여성들이 많다. 그녀들은 차라리 남편이 다른 여자와 섹스문제를 해결하고 오기를 바라기까지도 한다. 왜냐하면 그녀에게는 섹스가 통증이니까. 섹스만 하면 그날부터 며칠간, 길게는 2주간 소변을 볼 때마다 너무나 아프고 걷는 것도 힘들고 아래가 욱씬거린다. 특히 오줌 눌 때마다 욕이 나오기도 하고, 다시는 섹스를 안 하고 싶어 한다.

하지만 그녀의 남편은 그 사실을 알 리가 없다. 그래서 온갖 아부를 떨고, 비싼 옷에 가방에 월급봉투를 통째로 가져다주지만, 그래도 부인은 도무지 섹스를 하려고 하지 않는다. 왜냐하면 아프기 때문이다. 이런 남성은 섹스를 하기 위해 다른 남성들보다 더 많은 노력이 필요하다. 더 많은 데이트비용과 더 많은 선물과 더 많은 아양을 떨어야 겨우 성욕을 해결할 수 있다. 또한 그의 그녀는 거의 거지에게 적선하듯이 섹스를 해주게 된다. 은혜를 베풀듯이 하게 된다. 정말로 고통을 참으면서 해야 하니까 은혜를 베푸는 게 맞다.

수술로 간단하게 고칠 수 있는 것보다 이런 부조화는 심각하다. 왜냐하면 수술로 간단하게 고칠 수 없기 때문이다. 그래서 위의 내용보다도 더 많은 노력과 테크닉이 필요하다.

- 일단 충분히 여자를 사랑하고, 애무를 해준다. 그녀를 기분 좋게 해주고 칭찬해줘서 부교감신경이 활성화되어서 애액이 많이 분비되는 상황을 만든다.
- 음핵을 자극한다. 이때 젤을 충분히 사용해서 부드럽게 애무한다. 그러다가 그녀가 흥분해서 질에서 애액이 나오는지를 확인한다.
- 질에서 애액이 충분히 나왔다고 하더라도 질입구와 질 내부까지 젤을 충분히 바른다.

- 삽입을 서서히 한다. 질입구에서 전진, 후진을 아주 적게 하면서 서서히 전진, 후진의 폭을 깊게 한다. 반드시 그녀의 얼굴표정을 살펴서 통증이 있는지를 확인하고 직접 물어보는 배려를 하는 것이 좋다. 이것은 자존심의 문제가 아니다.
- 깊게 삽입을 했는데도 통증이 없으면 천천히 피스톤운동을 하기 시작하고, 통증이 느껴지는 체위나 위치가 있는지 물어보거나 얼굴 표정을 보면서 살핀다.
- 혹시 중간에 통증 때문에 질이 아파하면 다시 중간에라도 젤을 더 바른다. 또한 정상위에서 후배위를 하거나 측위로 바꿀 때에도 젤을 더 바른다.

크기가 딱 맞는 남성과 여성

물론 섹스는 크기로만 하지는 않는다. 하지만 궁합이 딱 맞으면 절대로 둘 사이가 떨어질 수가 없다. 하지만 크기 외에도 테크닉, 사랑하는 마음, 배려, 존경, 예의, 노력 등이 모두 중요하다. 섹스는 나의 몸과 나의 마음, 배우자의 몸과 배우자의 마음이 모두 열리고, 서로 소통해야 기분 좋게 할 수 있다. 아무하고나 섹스까지 갈 수 없다. 그 은밀한 소통을 기분 좋게, 비밀스럽게, 멋있게 하기 위해 서로 지식을 익히고, 소통하고, 노력하고, 좋은 결실을 얻는 것이 중요하다.

이런 크기 차이를 간단하게 극복하는 방법

당연히 산부인과와 비뇨기과에서 하는 수술이 이런 크기 차이를 없애주는 것이다. 할 때마다 음경이 빠지건, 할 때마다 질방구 소리가 나거나 음경이 너무 적다고 느낄 때 당연히 산부인과나 비뇨기과 전문의를 찾아가면 된다.

닥터 박의
Q&A

Q 40대 독신남입니다. 선생님이 펴내신 책을 읽고 제보차 전화 드립니다. 그동안 100명의 여성과 자봤는데 70%의 여성은 사정을 했습니다. 그 전에는 사정을 경험하지 못한 여성들도 저와 섹스를 하면서 3~10번 이상 사정을 했습니다. 저는 남녀의 관계를 피아노와 피아니스트 관계라고 생각합니다. 피아노가 더 중요합니까, 아니면 피아니스트가 더 중요합니까? 피아니스트에 따라 연주가 달라집니다. 여자는 남자하기 나름이라는 사실을 많은 남자들에게 전해주시기 바랍니다.

A 여성 성기능 장애의 치료 중에 여러 가지가 있지만 선생님의 이야기처럼 남성의 테크닉이 아주 중요합니다. 여자가 오르가슴을 느끼는 데는 20분 정도가 필요한데, 남자가 3분 만에 사정을 해버리면 어떤 여자든 섹스를 통해 오르가슴을 느끼는 건 불가능합니다. 여자의 불감증의 원인이 여러 가지가 있겠지만, 남자의 테크닉이나 빠른 사정도 원인이 될 수 있습니다.

———

Q 운동선수 출신의 50대 중반의 남성입니다. 젊은 시절 많은 여자와 자봤고, 그래서 섹스에서는 올림픽선수급이라고 자부했습니다. 그런데 지금의 아내가 임신을 한 뒤 출산을 앞두고 나타나는 바람에 할 수 없이 결혼했습니다. 젊었을 때는 애정이 없이 결혼했기에 집사람을 두고도 바람을 많이 피웠습니다. 제 집사람은 당연히 의부증이 심했습니다. 그런데 나이가 들어서 만나는 여성도 없고 집사람과 섹스를 하고 싶은데 응해주지 않습니다. 섹스에 무관심하고 자식 뒷바라지나 친구와 떠드는 수다가 더 재미있어 하는 것 같습니다. 참고 살자니 저는 여전히 성욕이 너무 강하고, 자위로 매일 밤을 보내자니 정말로 서글픕니다. 어찌하면 좋을까요?

A 젊은 시절을 방탕하게 보내신 대가를 치루고 계시네요. 부부관계에서 어쩔 수 없이 성욕이 강한 사람은 성욕이 약한 사람에게 끌려다니게 되어 있습니다. 그래서 자신과 비슷한 성욕을 가진 사람을 만나서 결혼을 하면 가장 좋습니다. 하지만 그렇지 않을 경우엔 칭찬하고,

잘해주고, 선물 사주고, 그렇게 살아갈 수밖에 없습니다. 지금이라도 부인의 마음부터 잡을 수 있도록 노력해보세요.

———

Q 올해 70세인 남성입니다. 직업은 목사입니다. 그런데 5~6개월 전부터 여자만 보면 성욕이 일고 섹스가 하고 싶어졌습니다. 예전에는 겪어보지 못한 반응입니다. 제 직업상 만에 하나라도 실수하여 성희롱이나 성폭행을 한다면 완전히 파멸입니다. 이것도 병인가요? 답답합니다.

A 병명을 붙이자면 성욕항진증입니다. 70세의 나이에도 갑자기 성욕항진증이 오는 여성이나 남성이 드물지 않게 있습니다. 파트너가 있으면 별 문제가 없겠지만 파트너가 없으면 정말로 곤란한 상황이 됩니다. 최선책은 아니지만 차선책으로는 자위를 통해서 성적 욕구를 어느 정도 풀 수 있습니다. 그렇지 않다면 항구적으로 잠자리를 함께할 섹스파트너를 찾는 방법이 제일 좋습니다.

———

Q 30대 남성입니다. 밖에서 외도한 적이 없는데 집사람에게 자꾸 염증이 생기는 이유는 뭘까요? 겁이 나서 성생활을 기피하게 됩니다.

A 산부인과에는 매우 청결하게 하는데도 자꾸 염증이 생겨서 오는 여성들이 많아요. 그 이유는 남자에게 있는 경우가 많아요. 남자들은 소변을 볼 때 절대로 손을 씻지 않고 페니스를 만지게 됩니다. 그렇게 손때 묻은 페니스는 조절 안 되는 성욕에 의해 여성의 질에 들어가게 됩니다. 만약 샤워를 하고 성관계를 하게 되면 문제가 안 되지만, 섹스가 급할 경우 샤워 없이 하게 되면 손때 묻은 페니스가 여성의 질에 균을 전파하는 꼴이 됩니다.

이렇게 이유 없이 여성 자신이 청결하게 했는데도 염증이 손때 묻은 페니스에 의해서 생기게 되는 거죠. 만약에 청결한데도 질염이 잘 생기는 여성은 남편을 훈련시켜야 합니다. 절대로 샤워나 뒷물 없이는 바로 삽입섹스를 할 수 없다고 주지시켜야 합니다. 남성들도 늘 샤워 뒤에 성관계를 하는 습관을 들여야 합니다.

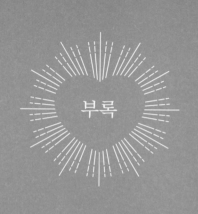

부록

성교육의 필요성

산부인과 의사 생활을 25년 이상 하면서 여성들을 자세히 들여다보게 되었다. 여러 사연이 있는 여성들이 아주 멀리서 나를 찾아왔다. 진찰실에서는 그녀들에게 의사로서 질환을 치료하는 것 이상도 이하도 아니었다. 하지만 진료를 하면서 느낀 것은 너무나 작은 사건으로 결혼을 결정하고, 너무나 작은 실수로 임신이 되거나 인생이 변한다는 것이다.

그 중에 중요한 하나가 바로 '성'이다. 성에 대한 관점, 성에 대한 상식, 성에 대한 가치관, 그리고 성에 대한 경험, 거기에 파트너의 성에 대한 관점, 성에 대한 상식, 성에 대한 가치관과 성에 대한 경험, 두 사람의 가치관과 경험이 어우러져 가정이 되고, 가정이 깨지고, 행복이 오고, 불행이 온다.

특히 안타까운 것은 성에 대한 잘못된 지식과 잘못된 가치관이 우습게도 얼마나 쉽게 사람을 좌지우지하느냐는 것이다. '역사는 밤에 이루어지고, 만리장성도 하룻밤에 세워진다!'는 말이 바로 그런 의미이다. 성에 대해 잘 알고 사람을 만나면 자기에게 필요한 행복도 얻을 수 있고 행복한 삶을 살 수 있지만, 그렇지 않을 경우 한쪽이 빈 듯한 삶을 살 수도 있다.

이렇게 중요한 성은 우리나라에서는 유교의 영향으로 매우 터부시되고 있다. 또한 성을 알고자 하지만 정확하고 밝은 성에 대한 지식은 참으로 얻기가 어렵다. 단편적이고 자극적인 지식만이 떠돌아다니고 있다. 또한 우리나라의 교육에는 성에 대한 것이 계몽이나 선도, 처벌이나 금기로 모두 이루어져 있다.

즐겁고 행복한 성이 따분하고 지키기 어려운 금기로 가득 차 있다면 성은 너무나 재미없고 무서운 것이 되거나, 아니면 음성적이고 퇴폐일색이 되어버릴 수밖에 없다. 성에 대한 지식과 문화는 왜곡되고, 야하다고 치부되고, 저질이 되어버릴 수도 있다.

그럼 어떻게 아름답고 즐거운 성에 대해 이야기를 할까? 성은 가십거리, 웃음거리나, 유머에서나 볼 수 있는 그런 모습일까?

부부의 문제를 들여다보면 대화가 단절되어 있는 것을 알 수 있다. 또 그 전에 이미 성생활도 단절되어 있었던 것을 알 수 있다. 말로 하는 대화가 안 되면 몸으로 하는 대화는 말할 것도 없이 안 된다.

우리는 이제 남녀의 문제를 풀기 위해 성교육을 해야 한다. 또한 젊은 부부는 몸으로 하는 대화, 사랑을 전달하는 방식에 대해 배워야 한다. 그래야 이혼도 예방하고, 사랑도 표현할 수 있고, 오래오래 사랑을 할 수 있다. 성교육은 이런 의미에서 가화만사성이고, 가족 사랑의 기본이다.

성클리닉의 필요성

성클리닉은 성적인 문제가 있거나, 고민이 있는 분들을 위한 곳이다. 이곳에서는 성교육, 성치료, 성상담이 이루어진다. 일반 병·의원에서는 차분히 이런 문제에 대해 이야기를 할 여건이 안 된다. 이야기를 할 시간도 주어지지 않을 뿐더러, 도움을 받을 수 있는 곳도 없다.

옛날에는 그런 것을 교육하는 곳이 있었다는 얘기만 풍문으로 전해질 뿐, 지금 어디에 가서 그런 교육을 받을 수 있을까? 또한 상담을 하고 속 시원한 대답을 들을까? 주위에 얘기할만한 경험 있는 사람을 만나기도 어렵고, 소문날까봐 걱정도 되고, 치부를 드러내는 것 같아 괜히 마음이 편치 않다.

그럴 때 필요한 곳이 성클리닉이다. 성클리닉에서 하는 일은 3가지로 나눈다. 성교육, 성상담, 성치료. 각자의 전문가가 있고 서로 협업하면 시너지가 있을 것이고, 올바른 성문화가 이루어질 것이다.

성교육

❶ 남녀 신체의 차이

숙제

- 본인과 파트너의 성기 관찰
- 가장 섹시한 복장 하고 오기, 가장 요염한 눈 화장 해보기

- 내가 파트너에게 어떻게 보일지 생각해보기
- 파트너가 좋아하는 여자상(혹은 연애인)은? 그 사람 따라해보기
- 섹시해 보이는 머리모양 해보기
- 섹시한 몸매를 위해서 할 수 있는 일은? - 피어싱 해보기,
  배꼽티 입어보기, 입술에 필러 넣어보기, 찢어진 청바지 입어보기,
  짧은 치마 입어보기
- 내가 다른 사람에게 몇 살로 보이는지 알아보기
- 야한 비디오 보면서 섹스해보기

❷ 남녀 생리의 차이

숙제

- 파트너와 섹스할 때 상황을 써오기(애무시간, 피스톤시간,
  후위시간, 체위)
- 파트너에게 바라는 것 써오기
- 섹스할 때 서로의 상황은?(샤워는 하는지, 이는 닦는지, 섹스 횟수)
- 오르가슴은 잘 느끼는지, 애무는 하는지, 서로를 배려해주는지
- 오르가슴에 오르는 데까지 걸리는 시간 기록하기
- 파트너와 본인의 성격 파악하기 - 어떤 면이 파트너에게 어떻게
  느껴질지 객관적으로 써오기, 본인의 고칠 점, 파트너에게 바라는
  점 써보기
- 내가 아직도 파트너 이외의 남자에게 매력적으로 보이는지 점수를
  매겨오기
- 처음 섹스했던 모텔을 찾아가서 그때의 기분으로 섹스하기

❸ 키스

- 가장 섹시한 키스해보기
- 키스할 때 느낌 써보기
- 키스의 에티켓을 잘 지키는지 써오기
- 섹시한 립스틱 발라보기
- 오럴섹스 해보고 느낌 써오기
- 첫 키스했던 장소 찾아가서 그때 기분으로 키스해보기

❹ 성감대

숙제

- 서로의 성감대 지도 그려오기
- 성감대 중에 개발 가능한 곳과 의외인 곳 써오기
- 아로마 마사지를 하면서 애무해보기, 느낌을 써오기
- 아이스크림을 몸에 바르고 애무해보기
- 본인의 일급 성감대는? 클리토리스와 G-spot 자극해보기. G-spot
  위치 적어오기
- 가장 섹시하게 유혹해보기

❺ 대화의 기술

숙제

- 서로의 말 중에 상대에게 상처를 주는 말 써오기
- 평소의 대화를 써오기 – 무엇 때문에 주로 싸우게 되는지

생각해보기

- 상대에게 사랑의 문자 보내기, 혹은 사랑의 편지 쓰기, 마치 연애할
  때처럼 초심으로 돌아가서 편지 쓰기
- 말로 애무해보기 - 폰섹스해보기
- 상대를 칭찬하는 말 10가지 써보기
- 말로 다른 사람을 유혹해보기
- 님편이 관심 있어 하는 분야 공부하기 : 시, 신문, 경제, 음악,
  베스트셀러, 골프 등 운동
- 밤에 드라이브 나갔다가 카섹스해보기

❻ 피임

숙제

- 피임에 대해 서로 얘기해보기
- 피임으로 인해 상대에게 스트레스가 되고 있지 않는지 알아보기
- 자신에게 가장 잘 맞는 피임법은?
- 콘돔 사용법 배우기, 젤 사용법 배우기
- 질압을 측정해보기, 질을 조이는 운동 배우기 - 나의 질압 점수는?
- 나와 파트너와의 관계 점수는? - 점수를 올리기 위해 내가 할 일은?
  파트너가 할 일은?

❼ 성병

숙제

- 염증이 얼마나 자주 생기는가? 최근에 앓은 적이 있는 염증은?
- 염증으로 인해 파트너를 의심해본 적이 있는가?

- 성병을 예방하기 위해 취할 수 있는 행동은?
- 내가 젊은 여자와 비교했을 때 장점과 단점은? 어떤 노력을 할 수 있을까?
- 파트너는 나를 몇 점으로 생각할까? – 그러면 그 점수를 올릴 수 있는 방법은?
- 섹스에 있어 청결에 대해 생각해보기 – 이 닦고, 샤워하고, 손 씻고…

❽ 자위

숙제

- 본인이 하는 자위방법은?
- 어떤 토이를 가지고 있는가?
- 자위로 오르가슴에 오른 적이 있는가? 어디를 어떻게 자극해야 오르가슴에 오르는가?
- 몇 분을 자극해야 오르가슴에 오르는가?
- 비디오를 보면서 자위해보기
- 남편과 서로 자위해보거나, 자위해주기
- 남편과 섹스하는 도중에도 자위해보기
- 샤워하면서 자위해보기

❾ 외도 - 바람피운 남자(남편) 다시 찾아오기 - 정신적, 육체적 외도

숙제

- 외도를 상상해본 적이 있는가?
- 파트너의 외도 때문에 고민한 적이 있는가?

- 외도를 할 경우에 결과는 어떻게 될까?
- 파트너의 외도를 막기 위해 어떤 노력을 해야 할까?
- 파트너가 전혀 예상하지 않은 시간, 예상하지 않은 장소에 전혀
  다른 분위기 로 찾아가서 색다르게 외도하는 기분으로 섹스하기

❿ 명기 만드는 법

숙제

- 나는 명기인가?
- 명기를 만들기 위해 어떤 노력이 필요할까?
- 나의 성적 만족도는?
- 남편의 성적 만족도는?
- 호기심 있는 섹스법 개발하고 연구하기, 항상 맛있는 섹스를 하기
  위해 연구하기
- 매일 반찬 걱정하듯이 섹스에 대해서도 걱정하고 연구하기 -
  오늘은 어떤 반찬을 만들까?
- 오늘 어떤 섹스를 할까? 오늘 어디 가서 외식할까? 오늘 어디 가서
  섹스할까?
- 유혹의 기술 - 항상 긴장하라, 편안함을 주라, 존경할 수 있는
  행동을 해라, 도움을 주어라, 부족함을 채워줘라, 신비함을 주어라,
  섹시해져라, 체위를 배워라

① 명기 만드는 법 - 명기학교를 운영하여 스파르타식으로 교육한다

명기(名器)란?

　정력이 센 남자로부터 사랑받는 여성이 되려면 성교의 횟수와는

상관없이 어쩌다 한 번씩 섹스를 하더라도 질회음근육을 자유자재로 수축, 이완시켜가며 남근을 조였다 풀었다를 반복하도록 해야 한다.

'수준 높은 질'을 대개 다음의 3가지로 구분할 수 있다.

그 하나는 질의 크기와 상관없이 질 속에 속살이 많아서 남성기가 삽입되면 강력한 수축작용으로 남근을 빨아들이는 경우이며, 두 번째는 접합된 남근을 마치 압박붕대로 스폰지를 두르듯 귀두 부분, 음경 중간 부분, 뿌리 부분으로 나누어 순서대로 조이는 경우이고, 마지막으로는 질의 상단에 작을 팥알 크기의 조직들이 많이 돋아 있어 삽입된 남성기의 귀두에 자극을 가해 쾌감을 더해주는 질을 소유한 여성을 꼽을 수 있다.

이러한 명기의 질은 선천적인 경우도 있겠으나 허리를 비틀어가며 보폭을 넓게 걷거나 등산, 요가, 에어로빅 등 훈련에 의해 질회음근육 운동을 활발하게 함으로써 후천적으로 만들어질 수도 있다. 한때 일류 요정의 마담들은 기생 후보감이 물색되면 명기(名妓)로 키우기 위해 스파르타식 훈련을 시켰던 것으로 전해지고 있다. 훈련방법 중에는 앞에서 열거한 것들 이외에 아침저녁으로 큰 얼음덩어리를 천장에 매달아놓고 후보 기생을 나체로 눕게 한 후 얼음이 녹은 차가운 물방울이 배꼽에 떨어지도록 하는 방법이 있는데, 약 10초 간격으로 떨어지는 얼음물의 자극으로 하여금 질회음근육을 항문근육처럼 불수의적으로 수축할 수 있게 단련시키기 위해서라고 한다. 실제 성클리닉에서는 '질회음근육운동교실'을 운영하여 성기능 향상에 효과를 거두게 할 수 있다.

② 명기교실 - 질회음근육운동교실이란?

정상적으로 성적 홍분기에 도달하면 질 속에 혈류량이 많이 증가하게 되어 질 내 분비물이 많이 증가되고, 질 속이 넓어지게 되는 것이 생리적인 현상이지만 골반근육에 문제가 있어 자궁, 방광들이 처지고, 질 속이 넓고 골반이 이완되면 오르가슴에 오르기가 어려워 진다. 골반근육의 긴장도는 신체적 친밀도를 높이는 데 대단히 중요하다. 18세 젊은이 팔뚝 근육을 만질 때와 80세 노인의 근육을 만질 때를 비교해보면 쉽게 알 수 있다. 젊은이의 근육은 부피도 많지만 근육의 긴장도가 좋아서 고무같이 탱탱하게 느껴지나, 할머니의 근육은 긴장도가 떨어져 흐물흐물하게 느껴진다.

전기자극 치료로 골반근육의 부피와 긴장도를 더욱 좋게 해주거나, 질콘이나 질레이저를 통해서 질의 탄력도를 회복시키거나, 골반근육운동을 강화시키는 케겔운동을 꾸준히 하는 것이 좋다.

골반근육운동의 여성 성기능장애에서의 효과
1. 골반근육의 긴장도와 부피를 늘려 신체적 친밀감을 향상시킨다.
2. 질의 혈류량을 늘려 애액 분비가 증가한다.
3. 질의 앞쪽(방광쪽)에서 성감을 느끼는 G-spot이 남성 성기에 접촉하는 면이 커져 오르가슴을 좀 더 느낄 가능성이 있고, 맛있는 섹스를 할 때 도움이 된다.
4. 요실금이 개선되면서 좀 더 자유로운 성생활이 가능해진다.
5. 특히 배뇨장애와 여성 성기능장애를 갖고 있는 경우 좋은 결과를 기대할 수 있다.

③ 질콘을 활용하여 회음근육운동시키는 방법 - 요실금이나 성기능 개선

1. 가장 적은 무게의 콘을 질 내 삽입하고 선 자세에서 15분간, 하루에 두 번씩 빠지지 않도록 골반근육을 수축한다. 다음 무게의 콘을 질 내 삽입하고 15분간 유지한다. 가능하면 다음 무게로 이동하여 가장 무거운 무게까지 골반근육운동을 한다.
2. 가장 가벼운 콘을 넣고 서서 걷는 것과 같은 일상생활을 15분씩, 하루에 2번 운동한다. 가능하면 무거운 무게로 이동하여 가장 무거운 것까지 운동한다. 이때 물론 질콘이 빠지면 안 된다.
3. 가장 가벼운 콘을 넣고 계단 오르내리기 등 일상생활을 한다. 차츰 무거운 콘으로 바꾸어간다.
4. 일반적인 골반근육운동 할 때에도 질 속에 콘을 넣고 앉은 자세나 선 자세에서 운동을 하면 도움이 된다.

질콘의 요실금 치료효과 : 미국 AHCPR에서 발행한 임상치료 가이드라인 Number2(1996판)에 따르면 여러 연구자들의 보고를 종합하여 103명의 폐경 전 여성에서 4~6주간의 치료 후 68~80%의 완치, 호전을 보고하였으나, 이들 중 여러 연구에서는 질콘과 골반근육운동을 동시에 같이 시행한 것이다.

④ 사랑받는 여자 만들기(섹시한 여자 만들기 프로젝트)

섹시함은 외모와 지적 능력, 교양, 대화, 그리고 성적인 것까지 토탈 개념으로 본다. 그리고 머릿속의 생각이나 사고방식, 선입견까지 모두를 통틀어 얘기할 수 있다.

- **1주**
  어렸을 때부터 자세히 듣기
  − 어렸을 때 입었던 옷, 책, 음악, 머리스타일 해보기
  사진 가져오기
  첫사랑 이야기 듣기
  숙제 **외음부 그려오기**

- **2주**
  유머 키우기
  재미있는 이야기책 읽기
  평소와 다른 복장 하고 오기
  숙제 **자위해서 느껴보기 : 손 + 윤활제, 야한 비디오나 영화 보고, 음악 틀고 하기**

- **3주**
  다른 남자와 데이트하기(다른 남자의 시각을 통한 자신을 알기 위해)
  그리고 평가받기
  메이크업 배우기
  숙제 **자위-샤워하면서, 온 몸을 손으로 비누칠하기**

- **4주**
  나이트클럽에 가서 다른 남자와 부킹해보기
  나의 매력점수 확인해보기
  옷 입는 법 배우기
  숙제 **자위 : 바이브레이터 사용**

- **5주**
  요가와 시 배우기
  편지와 이메일로 다른 사람에게 감동시키기
  살빼기
  숙제 **케겔운동(방식 : 질압측정, EST, EMG)**

- **6주**

  집에서 남편과 대화나 식사하는 것을 비디오로 찍어오기

  전화하는 내용을 녹음해오기

  어떻게 얘기해야 하는지 생각해보기

  보면서 느끼고 배우기

  숙제 케겔운동 (방식 : 딜도, 콘)

- **7주**

  교양, 시사, 정치, 스포츠 등 남편이 가장 관심 있어 하는 분야에 대한 책 읽고 기본 지식 갖기

  남편 취미생활 따라하기

  남편이 대부분의 시간을 보내는 것이 무엇인지 알아보기 - 그리고 따라하기

  숙제 에로틱 마사지(방식 : 아로마 오일로 전신 마사지)

- **8주**

  섹스에 대해서 배우기

  남편과 성감대 찾기 놀이하기 - 성감대 지도 그리고, 어떻게 해야 가장 좋아하는지 물어보기

  성에 대한 기본 책과 지식 쌓기

  숙제 성감대 지도 그려오기(방식 : 자신 스스로나 아니면 파트너에게 온몸을 자극시켜 본인의 가장 예민한 부분을 포인트로 잡는다)

- **9주**

  섹스데이, 혹은 외식데이를 만들어 이벤트를 준비하기 - 한 달에 한 번, 혹은 일주일에 한 번 정도 남편과 낯선 장소에서 낯선 복장을 하고 만나기

  처음 데이트했던 장소를 찾아가기

  가장 기억에 남았던 장소를 찾아가서 그때처럼 해보기

  가장 기분 좋았던 편지나 기억에 남아있는 음악을 듣거나, 기억에 남는 물건 찾아보기

  숙제 섹스하고 오기(낯선 장소와 분위기에서)

- **10주**

  실전에 옮기기

  가장 멋진 옷과 가장 멋진 몸매로 남편 앞에 나서기

  매주 올 때마다 이벤트를 준비하기

  매주 올 때마다 편지를 써오거나, 녹음해오기 - 약 30분 분량

  정리한 내용 이야기하기

  올 때마다 성에 대한 지식을 교육받기

  대화는 30분에서 1시간 정도 하기

  항상 대화는 나를 주제로 하기, 남편을 탓하지 않기

성상담

각 성기능 장애에 맞춰서 상담을 한다.

성치료

각 성기능 장애에 맞춰 치료한다.

질성형술(여성성형수술)

– 질성형술(여성성형수술)은 왜 필요한가?
- 나이가 들면서 여성 성기의 anti-aging
- 영상 미디어의 발달로 여성 성기의 모양에 대한 관심
- 여성 스스로의 자신감을 위해서
- 외형적 모양과 기능의 교정으로 보다 나은 성생활 영위
- 상대방에게 성적 매력을 유지하기 위한 노력
- 여성 자신의 불감증 극복과 성 만족도의 개선

– 회음부 성형수술을 받는 이유
- 남편의 외도 : 40%
- 질회음부 이완 : 30%
- 보다 나은 자기만족을 위해서 : 30%
- 예쁜이수술을 받는 중년 여성의 70%는 배우자의 성감을 높이 거나 배우자에게 더욱 사랑 받고 싶다는 욕구를 위해 성형수술 을 선택
- 최근에 자기애적 표현이 커짐
- 이혼과 재혼의 새로운 결합이 증가

질후벽 성형술 시술방법(Colpoperineoplasty : posterior repair) : 예쁜이수술

여러 가지 이유로 질이 헐거워진 경우 이것을 해결하려는 시도로 남편은 비뇨기과에서 남성 성기확대술을 받거나, 부인은 산부인과에서 예쁜이수술을 받는다. 예쁜이수술이란 이름은 수술 후에 여자가 예뻐 보이기 때문에 지어진 이름으로 생각된다. 제대로 한 경우 처진 방광과 직장이 제 위치로 복원되며, 질 속의 각도는 정상으로 되고, 처녀적의 모습을 갖추게 된다. 이렇게 좁아진 질은 남녀간의 신체적 친밀도를 호전시키는 데 도움을 줄 수 있다.

예쁜이수술은 탄력이 줄고, 넓어진 질을 좁혀주어 성감을 높여주고, 마치 집 안에 인테리어를 하면 기분이 좋아지는 것처럼 남녀사이를 리프레시하는 것이 목적이다. 질을 좁히는 과정에서 항문과 질을 떠받쳐주는 근육을 잡아당겨 잘 연결해주면 효과가 아주 좋다. 수술 후에 케겔운동을 꾸준히 하면 질근육의 수축력을 더욱 증가시킬 수 있다.

예쁜이수술을 하는 이유는 다음과 같다.

- 여러 가지 이유 등으로 질근육의 이완과 탄력 저하를 교정하고자 할 때
- 성관계 시 질에서 방귀소리가 날 때
- 성관계 시 남편이 자꾸 조여보라고 얘기할 때
- 성관계 시 헐거워진 느낌을 없애고 좀 더 나은 성생활을 원할 때
- 출산 후 요실금 증상이 나타나고 질이 헐겁게 느껴질 때

- 처녀시절로 다시 태어나고 싶을 때
- 부부사이에 리모델링이 필요하다고 느낄 때

레이저 질성형수술

레이저 질성형수술이란?

예쁜이수술을 할 때 메스가 아닌 레이저를 사용하여 질 성형을 하는 것으로 나이가 들어감에 따라 섹스를 처음 시작하던 젊은 때와는 달리 질이 이완되고 성관계 시 성감을 예전처럼 느끼지 못하는 경우, 레이저를 이용해 여러 원인으로 인해 늘어진 질 점막과 주위의 근육, 인대들을 해부학적으로 교정해주는 것을 말한다. 질축소술과 함께 질 점막을 빨래판으로 만드는 수술을 추가할 수도 있다.

예쁜이수술과 어떻게 다른가요?

레이저 질성형수술은 정확히 계산된 열에너지를 이용하여 출혈과 통증이 거의 없는 레이저의 장점을 살려 레이저 질성형수술을 시행하면 원하는 질 안쪽 부위까지 수술 시야를 확보할 수 있기 때문에 질 점막뿐 아니라 주위 근육과 근막의 교정이 가능하여 처녀 때와 같은 질 수축력을 가질 수 있게 된다. 이 경우 G-spot 증폭수술과 음핵 노출수술을 동시에 실시하면 성감의 극대화를 얻을 수 있으며, 회복기간을 단축시킬 수 있다.

예전에 예쁜이수술을 받은 경우에도 레이저 질성형수술이 가능한가요?

가능하다. 질입구만 너무 좁혀서 오히려 부부관계에 어려움이 많다고 찾아오시는 경우도 있고, 수술 후 전혀 변화가 없다고 하는 분들도 질 압측정 등의 정확한 검진을 한 후에 시술받고 있다.

결혼을 앞둔 여성들은 시술 받을 수 없나요?

기존의 레이저 질성형수술은 외음부의 입구를 열고 시술하는데 반해 미혼 레이저 질성형수술은 질 안쪽만을 통해 레이저를 이용하여 수술이 진행되므로 외부에서는 흔적이 전혀 남지 않고 성감을 높여주는 시술법이다. 회복기간이 빨라서 중년여성은 물론 재혼을 앞둔 여성, 결혼 전의 미혼여성분들에게 좋다.

레이저 질성형수술은 출산 후 얼마나 지나서 받을 수 있나요?

산후 100일간의 몸조리 후 임신 이전의 상태로 돌아왔을 때 시행하거나, 모유 수유를 하고 있는 경우 수유를 마친 후에 시행하는 것이 좋다. 정상분만을 하신 경우 회음절개부위 흉터는 레이저 흉터제거수술을 통해 동시에 교정이 가능하다. 하지만 분만 바로 후에 수술을 받는 경우도 결과에 크게 차이는 없다.

수술 후 얼마동안 병원을 다니고, 언제부터 활동이 가능하나요?

다음날부터 정상적인 일상생활은 가능하지만, 1주일 동안은 뻐근함을 느끼면서 조금 불편할 수 있다. 수술 후 6주가 지나야 질 내부의 조직이

완전히 아물기 때문에 사우나나 부부관계는 6주 이후에 할 수 있다.

소음순성형수술

목욕탕에서 위에서 내려다보니 검고 길게 늘어진 것이 보이는데 그것이 날개라고 하던데, 소음순이 날개인가요? 소음순성형수술이 무엇인가요?

'날개'라고 하는 것은 소음순으로 외음부의 모양을 좌우하는데, 소음순의 모양이 길게 늘어져서 보기 싫거나 양쪽이 비대칭인 여성들이 적지 않다. 특히 결혼을 앞두고 남편에게 그 모습을 보여주어야 하는 경우, 소음순의 색이 검고 늘어져 쭈글쭈글하다면 예전에 성관계가 많았을 것으로 괜한 오해를 받을 수 있기도 하고, 남자가 구강성교를 기피하는 원인이 되기도 한다.

소음순은 어떤 모양이 정상적인가요?

사람 얼굴이 모두 다르듯이 소음순의 모양도 모두 차이가 있다. 길이 6.5cm, 폭 1.8~3.9cm, 두께 0.4cm로 대음순의 안쪽에 있고, 음핵 바로 위에서 질입구의 밑까지 이어져 있다. 소음순은 음핵에서 시작되어 양쪽이 대칭인 핑크빛의 얇고 작은 모양으로 요도와 질입구를 살짝 덮는 것이 가장 예쁘다.

레이저 소음순성형수술은 어떻게 하나요?

레이저를 이용해 소음순을 원하는 예쁜 모양과 색으로 성형하는 방법이다. 기존의 메스와 가위, 실을 이용한 시술의 경우 마치 손바느질을 해놓은 것처럼 얼기설기 흉터가 남는데 반해, 레이저 소음순성형수술은 본인이 원하는 모양대로 디자인이 가능한 독창적이고 획기적이면서 정교한 시술이다.

소음순수술은 돌출된 피부조직, 필요 이상으로 늘어진 피부조직들을 절제하고 소음순의 크기를 축소시키는 성형술이다. 소음순수술에서 가장 중요한 것은 수술 후 모양이 자연스럽고, 또한 수술 자국이나 흉터가 남지 않는 것이 중요하다. 수술 후 후유증이나 합병증은 없다.

소음순절제술이 필요한 경우

- 소음순이 지나치게 비대칭일 때
- 소음순이 질입구와 요도를 덮어 소변을 볼 때 소변이 한쪽 다리 쪽으로 흐를 때
- 자전거를 타거나 청바지를 입을 때 소음순이 끼거나
- 여름에 땀이 나면 속옷에 스쳐서 외성기가 쓰라릴 때
- 소음순의 색이 너무 검고 보기 싫을 때
- 소음순이 너무 커서 질입구를 막아 성관계 시 소음순을 옆으로 치워야 할 경우
- 소음순이 서로 달라붙어 자주 가렵고 습해서 질염이 자꾸 재발하는 경우
- 소음순이 클리토리스를 덮어서 구강성교 시 청결문제가 생길 때

음핵고정술(Clitoropexy)

음핵고정술이 필요한 사람은?

선천적으로 음핵(클리토리스)이 소음순조직으로 덮이면 관계 시 음핵이 자극을 받지 못해 평생 오르가즘을 느끼지 못하게 된다. 성감을 높이기 위한 여성 포경수술은 음핵을 덮고 있는 조직을 자르고 꿰매주는 것으로, 성적쾌감이 없을 때 한다. 성관계 1~2년 후 성적쾌감이 없으면 수술을 고려한다.

수술방법은?

포피를 덮고 있는 음핵을 노출시켜 고정시키는 수술로, 다른 회음부 성형수술과 병행하면 효과가 좋다. 특히 소음순 비대증이 있는 경우 음핵이 감추어진 경우가 많다. 이때 외음부 주위 조직이 느슨해져 탄력이 없는 여성에게 이 수술을 하면 소음순을 위쪽으로 효과적으로 당길 수도 있어서 일석이조이다.

양귀비수술 (G-spot reconstruction, G-spot augmentation)

양귀비수술이란?

양귀비가 질 속에 작은 구술을 넣어서 성감을 높였던 방중술을 응용한 것으로, G-spot 부위의 여성의 성감대를 돌출시키는 시술이다. G-spot 부위의 진피층, 근막과 근육이 존재하는 부위에 일종의 인공

혹을 만들어 주는데, 이 시술시 표피가 들어가지 않게 조심해서 인공 구조물(실리콘 구술 또는 고어텍스 구술)이나 지방이식 또는 Allograft 등을 삽입한다.

여러 가지 구조물이 사용되며 진피나 근막을 이용하여 시술하기도 하나 결과는 거의 비슷하며, 효과가 확실한 방법은 실리콘을 사용하는 것이 쉽고 경제적이다. 점막에 얇게 구조물을 삽입해서는 안 되고, 근막이나 근육에 삽입해야 한다.

대음순지방성형술

대음순지방성형술은 어떤 사람에게 필요한가요?

예쁜 성기를 원하거나, 살이 없어 쪼글쪼글해진 대음순을 가졌거나, 성교할 때 살이 배기는 사람에게 필요하다.

어떻게 수술하나요?

지방이 많은 몸의 일부에서 지방을 빼서 3차례에 걸쳐 지방을 주입하는 것이다. 여성뿐 아니라 남성들의 페니스를 굵게 할 때도 시행할 수 있다.

수술 이외의 방법

질성형수술을 안 하고 질을 줄일 수 있는 방법은 없나요?

질 양쪽에 자가지방을 이식하거나 Filler(콜라겐 등)를 주입하여 질의 폭을 좁히거나 CO_2, 초음파, 고주파 방식을 이용한 레이저시술도 많이 하고 있다.

성교통이 있는 여성을 개선시키는 수술은 없나요?

성교통의 원인에 따라 치료법이 다른데 자궁내막증이나 자궁근종, 자궁선근증이 있을 경우는 수술을 시행하고, 갱년기일 경우 여성호르몬 치료를 시행하고, 질염이나 전정염 등 염증이 원인일 경우는 염증 치료를 시행하고, 어떤 방법으로도 치료가 되지 않을 경우 여러 가지 다른 치료를 시행해볼 수 있다. 특히 폐경 이후의 여성이 여성호르몬을 처방하려고 하지 않고 성교통을 호소하는 경우는 질레이저, 호르몬질정, 젤 등을 사용할 수 있다.

질을 단련시키는 수술 말고 운동법도 있나요?

케겔운동, 요가 등 근육운동을 할 수 있다. 질콘을 이용한 운동도 있고, 전기자극이나 피드백에 의한 운동법도 있다. 요도, 질, 항문 및 꼬리뼈를 연결하는 조임근이 8자형으로 이루어져 질을 조우며 성교운동에 중요한 역할을 할 수 있다.